Zwischen Hoffen und Bangen

Andrea Strachota

Zwischen Hoffen und Bangen

Frauen und Männer berichten über ihre Erfahrungen mit pränataler Diagnostik

**Mabuse-Verlag
Frankfurt am Main**

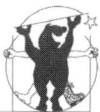

Bibliografische Information Der Deutschen Bibliothek
Die Deutsche Bibliothek verzeichnet diese Publikation in der Deutschen Nationalbibliografie; detaillierte bibliografische Angaben sind im Internet über http://dnb.ddb.de abrufbar.

© 2006 Mabuse-Verlag GmbH
Kasseler Str. 1a
60486 Frankfurt am Main
Tel.: 0 69 / 70 79 96-14
Fax: 0 69 / 70 41 52
www.mabuse-verlag.de

Druck: Fuldaer Verlagsanstalt GmbH & Co. KG
Satz: Antje Tauchmann, Frankfurt am Main
Umschlaggestaltung: Karin Dienst, Frankfurt am Main
Lektorat: Sonja Siegert
ISBN: 3-938304-25-1
Printed in Germany
Alle Rechte vorbehalten

Inhalt

Einleitung	7
Die Erfahrungsberichte	
Edith Jelinek Nun begann die Zeit des Wartens	33
Gottfried Jelinek Wir wollten Gewissheit haben und stimmten zu	37
Maria Herb Man redet sich ein, alles sei in Ordnung	41
Rainer Herb Das Warten war dann eine Ewigkeit	43
Judith Grüner Ich habe mein Kind nie wieder gesehen	45
Katharina Gruber Völlig unbekümmert ging ich zu dieser Untersuchung	52
Nikolaus Gruber Meine eigentlichen Gefühle konnten wenig Platz finden	55
Christa Jordan-Rudolf Ich traute meinen Emotionen nicht mehr	57
Sabine Remark Vor der Fruchtwasseruntersuchung hatte ich große Angst	61
Marion Mayer Ich war innerlich tot	66
Bernhard Müller Ich habe nie an der Entscheidung gezweifelt	76
Romana Tatzgern Das hat mich dann wirklich beunruhigt	80
Gerald Tatzgern Vielleicht war es auch nur die Angst	83

Michaela Reindl
Dann ging alles Schlag auf Schlag   85

Tina Rawatter
Freudentränen liefen meine Wangen hinunter   94

Christine Westmüller
Darf ich Gott spielen?   104

Peter Westmüller
Ich versuchte, möglichst ruhig und gelassen zu wirken   122

Patricia Velencsics
Leichte Zweifel blieben mir   142

Paul Hoffman
Again leaving a feeling of uncertainty   146

Maria Carpazio
Ein weiterer Befund »unauffällig«!   148

Laura Silla
Fragen über Fragen und keine Antwort in Sicht   155

Caspar Silla
Ich war sehr aufgeregt und besorgt   157

**Zwischen Hoffen und Bangen, Erlösung und Schock.
Eine Zusammenschau**   159

Verzeichnis der verwendeten Abkürzungen   205

Anhang 1   207

Anhang 2   209

Anhang 3   213

Einleitung

Während noch vor wenigen Jahren die Inanspruchnahme von Pränataldiagnostik (PND) bestimmten Risikogruppen[1] vorbehalten war, scheint heute vor allem die sog. nicht-invasive PND zu einem selbstverständlichen Bestandteil der medizinischen Schwangerenbetreuung geworden zu sein. So wird beispielsweise nahezu allen schwangeren Frauen in der frühen Schwangerschaft die Nackenfaltenmessung angeboten. Sie wird – quasi als Routineuntersuchung – entweder vom behandelnden Frauenarzt bzw. der Frauenärztin selbst durchgeführt, oder die Frauen werden – nicht selten ohne entsprechende Aufklärung – in ein PND-Zentrum zur Nackenfaltenmessung »geschickt«. Mit dieser Untersuchung beginnt die gezielte Suche nach Auffälligkeiten beim Kind, die in den allermeisten Fällen aus medizinischer Sicht negativ verläuft: keine auffälligen Abweichungen.

Mit Hilfe vorgeburtlicher Untersuchungsverfahren können Hinweise auf die Entwicklung des Kindes gegeben bzw. bestimmte (genetisch bedingte) Fehlbildungen sowie Krankheiten und Behinderungen des Ungeborenen nachgewiesen bzw. ausgeschlossen werden. Ein unauffälliges Ergebnis beispielsweise nach einer Nackenfaltenmessung kann Erleichterung und Beruhigung bewirken. Für jene Frauen/Paare jedoch, die mit einem auffälligen Ergebnis konfrontiert werden, stellt die

---

[1] Als risikobehaftet gilt eine Schwangerschaft bei Vorliegen oder Vermutung einer Erbkrankheit in der Partnerschaft bzw. in der Verwandtschaft, bei Geburt eines Kindes mit einer Erbkrankheit, bei Strahlenbelastung und Medikamenteneinnahme während der Schwangerschaft, bei vorangegangener/n Fehlgeburt/en der Schwangeren mit ungeklärter Ursache sowie bei erhöhtem mütterlichem Alter (35 Jahre).

Nackenfaltenmessung zumeist das Einfallstor in die weiterführende sog. invasive PND dar, die sich in Folge tief auf das Erleben der Schwangerschaft auswirken kann. Welche psychischen Prozesse durch die Inanspruchnahme pränataldiagnostischer Verfahren bei werdenden Eltern in Gang gesetzt werden können, darüber sind sich schwangere Frauen/Paare ebenso wenig im Klaren wie viele professionell Tätige, die schwangere Frauen im Rahmen der Schwangerenvorsorge begleiten. Diesem mangelnden Wissen soll das vorliegende Buch entgegenwirken, indem Einblicke in die »innere Erfahrungswelt« werdender Eltern zumindest ansatzweise und exemplarisch nachvollziehbar machen sollen, welche Gedanken und Gefühle pränataldiagnostische Verfahren auslösen können.

Der Perspektivenwechsel, zu dem dieses Buch Gelegenheit gibt, erfordert ein respektvolles Sich-Einlassen auf subjektiv Erlebtes. Die nicht selten vernommene, von ÄrztInnen vorgebrachte Bemerkung »das ist aber doch ein Einzelfall« macht in ihrer Abwehrfunktion nur allzu deutlich, wie schwer tief greifende Erfahrungen zuweilen seitens professionell Tätiger auszuhalten sind. Es versteht sich von selbst, dass die hier vorliegenden Erfahrungsberichte nur einen kleinen Ausschnitt jener pränataldiagnostischen »Realität« sichtbar machen, wie sie von den Frauen und Männern jeweils retrospektiv aktualisiert und verbalisiert werden konnte. Die einzelnen Erfahrungsberichte stehen mithin nicht dafür, wie PND (allgemein) erlebt wird – sie stehen bloß für sich selbst, nicht mehr und nicht weniger. Sich darauf einzulassen, was diese Frauen und Männer zu erzählen haben, stellt den Versuch dar, zu verstehen, was in der inneren Welt werdender Eltern vor sich gehen mag, wenn sie PND in Anspruch nehmen.

Ich begann Ende 2003 damit, Paare zu suchen, die Erfahrungen mit PND gemacht hatten – und die bereit waren, diese aufzuschreiben. Ein entsprechender Aushang (Anhang 1) wurde angebracht: in zwei österreichischen PND-Zentren; in zwei gynäkologischen Praxen; in zwei Familienberatungsstellen, die Beratung bei PND anbieten; in einer Praxis für Zahn-, Mund- und Kieferheilkunde sowie in einer Praxis für Allgemeinmedizin. Der Aushang erschien zudem in der Mitgliederzeitschrift der Lebenshilfe Wien. Darüber hinausgehend hatte ich sowohl in meinem Bekanntenkreis als auch im Rahmen meiner Vorlesungen an der Universität Wien mein Vorhaben kurz vorgestellt und gebeten, den Kontakt zwischen betroffenen Frauen und Männern und mir herzustellen.

Im Laufe der folgenden Monate meldeten sich insgesamt 23 Frauen bei mir. Die Frauen erfuhren von meinem Projekt über Mundpropaganda (6); Vorlesungen (5); PND-Zentren (4); Gynäkologin (3); Bekanntenkreis (3); Familienberatungsstellen (2). Der Erstkontakt wurde seitens der Frauen in den meisten Fällen in Form von E-Mails hergestellt, manche Frauen riefen mich an.

In einem ersten persönlichen Telefon-Gespräch versuchte ich, allen Frauen die gleichen Informationen zukommen zu lassen: Ich informierte über die Motivation und Zielrichtung meines Vorhabens; ich erzählte, dass es weder um eine Fragebogenerhebung noch um Interviews gehe, sondern um das Verfassen schriftlicher Erfahrungsberichte; ich warb um die Teilnahme der zugehörigen Männer und erläuterte die Wichtigkeit ihrer Erfahrungsberichte. Ich kündigte bis auf wenige Ausnahmen bereits zu diesem Zeitpunkt auch schon die Absicht an, die Erfahrungsberichte veröffentlichen zu wollen, sofern ihre Zustimmung vorliegen würde. Abschließend stellte ich dann die Frage, ob sie sich vor dem Hintergrund dieser Informationen vorstellen könnten, die gemachten Erfahrungen aufzuschreiben. Alle 23 Frauen bejahten diese Frage und versprachen, ihrem Partner mein Anliegen zur Kenntnis zu bringen. Ich kündigte einen Brief (Anhang 2) an, dem alle weiteren Informationen bezüglich des Erfahrungsberichtes zu entnehmen seien. Die jeweiligen Briefe wurden in den darauf folgenden Tagen per Post verschickt.

Von den ursprünglich 23 Frauen sind neun Frauen »abgesprungen«, in den meisten Fällen lautete die Begründung sinngemäß, sie hätten gerne an dem Projekt teilgenommen, weil es ihnen wichtig erscheine, gemachte Erfahrungen der Öffentlichkeit zugänglich zu machen, sie seien aber nicht in der Lage, sich dem Erlebten erneut zu stellen – es sei zu »schmerzhaft«, zu »furchtbar«.

An dieser Stelle sei darauf hingewiesen, dass in diesem Buch zumindest zwei große Gruppen fehlen: jene Frauen und Männer, deren Erfahrungen so traumatisch waren, dass sie sich – auch Jahre später – nicht in der Lage sehen, darüber zu berichten. Es fehlen aber auch jene Frauen und Männer, die mit dem PND-Angebot sehr zufrieden sind, pränataldiagnostische Verfahren gerne und bedenkenlos in Anspruch nehmen, für die PND also schlicht kein Thema ist und die sich daher auch nicht angesprochen bzw. veranlasst fühlten, sich bei mir zu melden. Die vorliegenden Erfahrungsberichte decken daher nicht das ganze Spektrum möglicher Erfahrungsweisen ab; auch das versteht sich von selbst.

Es liegen also 14 Erfahrungsberichte von Frauen und 8 Berichte von ihren Partnern vor. Die Berichte umfassen einen Zeitraum von 15 Jahren. Die am längsten zurückliegende Erfahrung mit PND wurde im Jahre 1989 gemacht. Manche Frauen schrieben ihre Erfahrungen mit PND noch vor der Geburt ihres Kindes auf, wobei die überwiegende Mehrzahl der Berichte (10 Frauen, 4 Männer) sich auf Erfahrungen beziehen, die zum Zeitpunkt des Aufschreibens in den letzten 5 Jahren gemacht wurden (also ab 1999). Bei 6 Paaren (6 Frauen, 3 Männer) lagen zum Zeitpunkt des Verfassens ihrer Berichte die gemachten Erfahrungen 2 Jahre zurück; davon wiederum sind 3 Berichte von Frauen bzw. ein Bericht von einem Mann während der Schwangerschaft geschrieben worden.

Die gemachten Erfahrungen beziehen sich in 4 Fällen ausschließlich auf die scheinbar harmlose Variante von PND (Nackenfaltenmessung, Combined-Test, Triple-Test, Organscreening), in 10 Fällen auf die so genannte invasive PND (Chorionzottenbiopsie, Plazentapunktion, Amniozentese), wobei von diesen 10 Frauen 8 im Vorfeld die Nackenfaltenmessung bzw. den Combined-Test in Anspruch genommen hatten. Insgesamt haben also 12 Frauen die so genannte nicht-invasive PND (Nackenfaltenmessung, Combined-Test, Triple-Test, Organscreening) in Anspruch genommen, davon wurden 8 Frauen mit einem auffälligen Ergebnis konfrontiert. 6 Frauen entschieden sich aufgrund des auffälligen Ergebnisses nach nicht-invasiver PND für die Durchführung invasiver PND, die bei 4 Frauen einen positiven Befund ergab. Alle vier Frauen ließen die Schwangerschaft abbrechen. 2 Frauen ließen die Amniozentese durchführen, obgleich die Nackenfaltenmessung ein unauffälliges Ergebnis erbrachte – eine Frau konnte sich über einen negativen Befund freuen, die andere Frau erhielt einen »positiven« Befund, allerdings handelte es sich dabei um einen diagnostizierten Chromosomensatz XYY, der nach telefonischer Auskunft des auswertenden Labors, wie sie schreibt, »heutzutage keinen pathologischen Befund mehr bedeute«. Sie entschied sich für die Fortsetzung der Schwangerschaft.

	Jahr der PND	Alter	wievielte Schwangerschaft	(un)geplant/ (un)erwünscht	Verfahren	Ergebnis Befund	Verlauf der Schwangerschaft
Jelinek	1989	33	vierte	geplant	Amniozentese (AC)	negativ	Fortsetzung
Herb	1993	26	erste	erwünscht	AC	negativ	Fortsetzung
Grüner	1995	35	erste	geplant	Organscreening Plazentapunktion	auffällig positiv	Abbruch
Gruber	1996	33	zweite	erwünscht	Organscreening	auffällig	Fortsetzung
Jordan-Rudolf	1999	35	erste	geplant	Ultraschall (US) AC	auffällig negativ	Fortsetzung
Remark	2000	36	dritte	geplant	Nackenfaltenmessung (NF) AC	unauffällig positiv	Fortsetzung
Mayer	2001	23	erste	geplant	US Plazentapunktion, AC Kernspinresonanztomographie 3D-Sonographie	auffällig positiv positiv auffällig	Abbruch
Tatzgern	2001/02	34	dritte	ungeplant, erwünscht	NF AC	unauffällig negativ	Fortsetzung
Reindl	2003	29/30	erste	geplant,	NF Chorionzottenbiopsie (CVS)	auffällig positiv	Abbruch
Rawatter	2003	26	zweite	geplant	Combined-Test (CT) CVS	auffällig negativ	Fortsetzung
Westmüller	2003/04	24	erste	erwünscht	NF AC	auffällig positiv	Abbruch
Velencsics	2004	39	erste	ungeplant, erwünscht	NF Organscreening US	unauffällig unauffällig auffällig	Fortsetzung
Carpazio	2004	38	erste	ungeplant, nicht unerwünscht	CT, Triple-Test, Organscreening, 3D-Sonographie	alles unauffällig	Fortsetzung
Silla	2004	24	erste	geplant	NF	unauffällig	Fortsetzung

Um das Verständnis der vorliegenden Erfahrungsberichte zu erleichtern, werden im Folgenden jene pränataldiagnostischen Verfahren vorgestellt, die in den Berichten Erwähnung finden.

Man unterscheidet zwischen invasiven und nicht-invasiven Verfahren. Invasion – man kennt diesen Begriff vornehmlich im Sinne einer militärischen Intervention – bedeutet so viel wie »Eindringen«. Unter invasiver Diagnostik ist eine in den Körper eindringende Diagnostik zu verstehen. Im Falle der invasiven Pränataldiagnostik sind dies somit alle Verfahren, die mit einem chirurgischen Eingriff in den Körper der Frau verbunden sind. Bei invasiven Verfahren besteht immer auch ein Fehlgeburtsrisiko. Zu den am häufigsten durchgeführten invasiven Verfahren zählen die Chorionzottenbiopsie und die Amniozentese (Fruchtwasserpunktion). Ultraschalluntersuchungen, Combined-Test (Erst-Trimester-Screening) und Triple-Test sind nicht-invasive pränataldiagnostische Verfahren – also Verfahren, die ohne chirurgischen Eingriff in den Körper der Frau erfolgen.

Ultraschall (US)

Das US-Verfahren ist ein bildgebendes und nicht-invasives Verfahren, es besteht daher auch kein Fehlgeburtsrisiko. Ultraschalluntersuchungen, die zu verschiedenen Zeitpunkten der Schwangerschaft durchgeführt werden, sind aus der medizinischen Schwangerenbetreuung heute nicht mehr wegzudenken. Sie dienen der Beobachtung und Kontrolle der Embryonal- und Fetalentwicklung von der Anlage der Fruchtblase bis zur Geburt.

Die erste US-Untersuchung wird im Regelfall in den ersten 12 Schwangerschaftswochen (SSW) über die Bauchdecke (abdominal) oder durch die Scheide (vaginal) durchgeführt, oftmals von den behandelnden GynäkologInnen. Sie dient zunächst der Feststellung bzw. der Bestätigung der Schwangerschaft, der Lokalisation der Schwangerschaft (Eileiterschwangerschaft), dem Nachweis oder Ausschluss von Mehrlingsschwangerschaften sowie der Beobachtung und Kontrolle von Lage, Wachstum und Vitalität des Kindes bzw. der Kinder. Auf der Basis der Messung von Scheitel-Steiß-Länge des Kindes kann der Geburtstermin berechnet werden. Bereits in diesem frühen Schwangerschaftsalter sind die Herzaktion und die ersten Bewegungen des Kindes zu sehen, es lassen sich aber auch schon Fehlbildungen des Kindes (z.B. Kopffehlbildung, Nabelschnurbruch) erkennen.

Eine US-Untersuchung, die gezielt nach Hinweisen auf eine chromosomale Auffälligkeit sucht, ist die sog. Nackenfaltenmessung (NF, auch Nackentransparenzmessung): Sie wird zwischen der 10. und 14. SSW zumeist über die Bauchdecke durchgeführt. Es war vor allem die technische Verbesserung der US-Geräte, die das Sichtbarmachen eines sog. Nackenödems bzw. seiner Vorstufen ermöglichte. Unter einem Ödem versteht man die Ansammlung von Flüssigkeit in Körpergeweben und Körperhöhlen, die sich als Schwellung bemerkbar macht. Ein sog. Nackenödem ist eine Schwellung bzw. Verdickung der fetalen Hautfalte im Bereich des Nackens. Per US wird die Falte im Bereich des Nackens des Kindes gemessen – eine Verdickung dieser Nackenfalte, also ein mögliches Nackenödem, gilt ab einem bestimmten Grenzwert (2,5 mm) als wichtiges Hinweiszeichen für chromosomale Abweichungen (z.B. Down-Syndrom), Organfehlbildungen (z.B. Herzfehler) und Skelettfehlbildungen. Je dicker die Nackenfalte, desto größer ist die Wahrscheinlichkeit für eine Chromosomenstörung (medizinischer Fachausdruck: Chromosomenaberration) oder eine Fehlbildung. Diese US-Untersuchung liefert keine Diagnose, sondern lediglich auffällige oder unauffällige Ergebnisse einer individuellen Wahrscheinlichkeitsberechnung für eine mögliche Chromosomenstörung bzw. Fehlbildung. Dies bedeutet, dass auch bei einem auffälligen Ergebnis das Kind gesund bzw. nicht behindert sein kann – umgekehrt liefert ein unauffälliges Ergebnis keine »Garantie« für ein gesundes bzw. nicht behindertes Kind. Um ein auffälliges Ergebnis diagnostisch abzusichern, sind weitere Untersuchungen (z.B. Chorionzottenbiopsie, Amniozentese) notwendig.

Unter der Voraussetzung, dass niedergelassene GynäkologInnen über die entsprechende Erfahrung und technische Kompetenz verfügen sowie im Besitz modernster US-Geräte sind, führen sie die Nackenfaltenmessung in ihrer Praxis durch. Sind diese Voraussetzungen nicht gegeben, überweisen sie die schwangeren Frauen für diese Untersuchung an ein pränataldiagnostisches Zentrum (PND-Zentrum). Es ist schwangeren Frauen zu raten, im Zweifelsfall bzw. zur Abklärung eines auffälligen Ergebnisses ein solches Zentrum aufzusuchen.

Weitere US-Untersuchungen in der späteren Schwangerschaft sind in Österreich im Mutter-Kind-Pass empfohlen, aber nicht »vorgeschrieben«, sprich verpflichtend in Anspruch zu nehmen. Die erste empfohlene US-Untersuchung ist zwischen der 18. und 22. SSW (Organscreening), die zweite zwischen der 30. und 34. SSW vorgesehen. Beim Organscreening, auch Fehlbildungsscreening genannt, werden die inneren Organe (Gehirn, Herz, Nieren, Magen etc.) sowie die Extremitäten und Körperstrukturen des Kindes auf Auffälligkeiten hin untersucht. Die zweite im Mutter-Kind-Pass empfohlene US-Untersuchung (30.-34. SSW) stellt im Wesentlichen eine Verlaufskontrolluntersuchung dar. So wird beispielsweise das Größenwachstum des Kindes kontrolliert, die Kindslage, der Sitz der Plazenta und die Fruchtwassermenge bestimmt. Eine Wachstumsverzögerung oder gar ein Stillstand kann ein Hinweis darauf sein, dass das Kind durch die Plazenta nicht ausreichend versorgt wird. Bei festgestellten Wachstumsstörungen wird daher zur weiteren diagnostischen Abklärung ein Doppler-US empfohlen.

Der Doppler-US ist eine spezielle US-Methode, die bei sog. »Risikoschwangerschaften« (z.B. bei den oben erwähnten Wachstumsstörungen, bei Verdacht auf einen Herzfehler des Kindes, bei mütterlichen Erkrankungen wie Bluthochdruck oder Zuckerkrankheit) ab der 20. SSW durchgeführt werden kann. Mit dieser US-Untersuchung wird die Blutströmungsgeschwindigkeit in den Gefäßen des Kindes gemessen, um festzustellen, ob das Kind von der Plazenta ausreichend mit Sauerstoff und entsprechenden Nährstoffen versorgt wird. Auf Grund dieser Ergebnisse ist es bei Risikoschwangerschaften möglich, den für das Kind optimalsten Zeitpunkt für die Geburt einzuschätzen. Dabei gilt es, das Kind so lange wie möglich im Mutterleib zu belassen.

US-Untersuchungen zählen heute vermutlich zu jenen pränataldiagnostischen Verfahren mit der größten praktischen Bedeutung. Sie können als bildgebende Verfahren naturgemäß nur sichtbare Auffälligkeiten erkennbar machen. Darüber hinaus liefern sie Hinweise auf genetisch bedingte Auffälligkeiten. US-Untersuchungsergebnisse liegen sofort vor. Zudem wird die US-Methode als Kontroll-Instrumentarium bei invasiven Verfahren angewandt.

Combined-Test (CT)

Dieser Test zählt ebenfalls zu den nicht-invasiven pränataldiagnostischen Verfahren, er wird zwischen der 10. und 14. SSW durchgeführt. Das Ergebnis liegt innerhalb weniger Tage vor. Bei diesem Verfahren wird die US-Messung der Nackenfalte des Kindes kombiniert mit einer Bestimmung zweier Hormone aus dem mütterlichen Blut. Aus diesen Daten und dem mütterlichen Alter wird von einem Computerprogramm die Wahrscheinlichkeit für eine chromosomale Auffälligkeit (z.B. Down-Syndrom) berechnet. Auch dieses Verfahren liefert keine Diagnose, sondern lediglich Hinweise auf eine mögliche Chromsomenaberration. Um diesen Verdacht diagnostisch abzusichern, bedarf es weiterer – invasiver – Verfahren. Liegt ein auffälliges Untersuchungsergebnis vor bzw. noch in der 12. SSW vor, und die schwangere Frau/das Paar entscheidet sich für eine diagnostische Abklärung, kann eine Chorionzottenbiopsie, nach der 12. SSW eine Amniozentese durchgeführt werden.

Triple-Test

Auch beim Triple-Test handelt es sich um ein nicht-invasives Verfahren, das zwischen der 16. und 18. SSW durchgeführt wird. Das Ergebnis dieses Bluttests liegt nach einer Woche vor.

Nach einer Blutabnahme bei der schwangeren Frau werden aus dem mütterlichen Blut drei Parameter gewonnen und bestimmt: das sog. Alpha-Feto-Protein (AFP), ein Eiweiß, das vom Kind ausgeschieden wird und über das Fruchtwasser ins mütterliche Blut gelangt, sowie zwei schwangerschaftsspezifische Hormone. Diese Werte werden über ein Computerprogramm mit dem mütterlichen Alter und der Schwangerschaftsdauer in Beziehung gesetzt, wodurch die Wahrscheinlichkeit für eine Chromosomenaberration oder eine Rückenmarksfehlbildung (Spina bifida[2], Anenzephalie[3]) berechnet wird.

---

[2] Unter einer Spina bifida versteht man eine Fehlbildung der Wirbelsäule und des Rückenmarks (umgangssprachlich: »offener Rücken«). Diese Fehlbildung, die in verschiedenen Schweregraden auf-

Auch dieser Test liefert also keine Diagnose, sondern gibt lediglich eine statistische Wahrscheinlichkeit an. Ein Verdacht auf eine mögliche Fehlbildung, Krankheit oder Behinderung kann nur über eine invasive Untersuchung bestätigt oder widerlegt werden. Dieser Test liefert nicht selten auffällige Ergebnisse, ohne dass das Kind von einer Fehlbildung, Krankheit oder Behinderung betroffen ist; man spricht dann von falschpositiven Ergebnissen. Dies mag damit zusammenhängen, dass die Aussagekraft dieses Tests abhängig ist von einer exakten Bestimmung der Schwangerschaftsdauer: Schon bei einer Diskrepanz zwischen dem berechneten und dem tatsächlichem Alter des Kindes von bloß einer Woche kann die durch diesen

---

treten kann, beruht auf einer Verschlussstörung des Neuralrohrs während der 3. bis 4. Embryonalwoche, wobei die Ursache unbekannt ist. Gehäuftes familiäres Auftreten spricht dafür, dass genetische Faktoren bei der Entstehung mitbeteiligt sind. Durch Einnahme von Folsäure vor Beginn bzw. in den ersten Wochen der Schwangerschaft sinkt die Wahrscheinlichkeit, ein Kind mit Spina bifida zu gebären. Die gesundheitlichen Auswirkungen dieser Verschlussstörung sind vom Ausmaß der Rückenmarksschädigung abhängig – sie reichen von geringen Beeinträchtigungen der Gehfähigkeit bis hin zu schlaffen Lähmungen der Muskeln, Störungen der Blasen- und Darmfunktion und zum Verlust von Schmerz- und Berührungsempfindungen.

3 Das Wort Anencephalie bedeutet »ohne Gehirn«, wobei dies nicht ganz zutreffend ist. Diese Fehlbildung des Zentralnervensystems ist gekennzeichnet durch ein Fehlen von Teilen des Schädeldaches und großer Teile des Gehirns. Sie beruht wie die Spina bifida auf einer Verschlussstörung des Neuralrohres während der 3. bis 4. Embryonalwoche; die Ursache für diese Verschlussstörung ist nicht bekannt, wobei die Tendenz eines gehäuften familiären Auftretens auf die Mitwirkung genetischer Faktoren schließen lässt. Die Einnahme von Folsäure vor Beginn bzw. in den ersten Wochen der Schwangerschaft verringert die Wahrscheinlichkeit, ein Kind mit Anencephalie zu bekommen. Kinder mit Anencephalie werden zumeist tot geboren, die Lebenserwartung jener Kinder, die die Geburt überleben, liegt zwischen wenigen Stunden und 3 bis 4 Tagen; in sehr seltenen Fällen kann das Kind bis zu 10 Tagen leben.

Test errechnete Wahrscheinlichkeit für das Auftreten einer Chromosomenaberration oder Rückenmarksfehlbildung bis zu zehnmal höher liegen als die tatsächliche.

Nicht-invasive Verfahren können somit einerseits schwangere Frauen/Paare unnötig beunruhigen, da sich nach diagnostischer Abklärung mit Hilfe invasiver Verfahren nicht wenige auffällige Ergebnisse vor allem nach einem Triple-Test, aber auch nach einer NF oder einem CT als falsch-positiv erweisen. Insofern führt die zunehmende Inanspruchnahme nicht-invasiver PND zu einer Erhöhung der Inanspruchnahme invasiver Verfahren, nämlich dann, wenn werdende Eltern mit auffälligen Ergebnissen nach nicht-invasiver PND konfrontiert werden. Andererseits können nicht-invasive Verfahren bei älteren Schwangeren dann geplante invasive Eingriffe vermeiden helfen, wenn ein unauffälliges Ergebnis z.B. nach einem CT vorliegt.

Chorionzottenbiopsie (CVS)

Die Chorionzottenbiopsie (CVS) ist ein invasives Verfahren, das im Regelfall zwischen der 10. und 12. SSW ambulant und ohne Narkose durchgeführt wird.

Die Chorionzotten bilden die äußere Begrenzung der Fruchthülle; die Zellkerne der Chorionzotten enthalten dieselbe Erbinformation wie die Körperzellen des Kindes. Aus den Chorionzotten entwickelt sich ab der 13. SSW die Plazenta – ab der 13/14. SSW spricht man dann von einer Plazentabiopsie oder Plazentapunktion.

Unter Ultraschallkontrolle wird eine Hohlnadel durch den Bauch der Mutter an den Mutterkuchen herangeführt, um Gewebe aus den Chorionzotten zu entnehmen. Diese Gewebsprobe wird in einem Labor dann untersucht, das Ergebnis liegt innerhalb von ein bis drei Tagen vor.

Mit diesem Verfahren sind Chromosomenaberrationen diagnostizierbar, wobei die Ergebnisse der Chromosomenuntersuchung eine 99%ige Sicherheit aufweisen. Darüber hinaus können durch spezielle molekularbiologische und biochemische Untersuchungen des Chorionzottengewebes bestimmte Erbkrankheiten sowie Stoffwechselkrankheiten festgestellt werden. Das Risiko einer Fehlgeburt auf Grund der Durchführung einer CVS lässt sich schwer einschätzen, da die Wahrscheinlichkeit einer Fehlgeburt in dieser Zeit der Schwangerschaft an sich relativ hoch ist. Die Angaben über das Fehlgeburtsrisiko nach CVS bewegen sich zwischen 1% und 3%, womit die Wahrscheinlichkeit, durch diesen chirurgischen Eingriff eine Fehlgeburt auszulösen, erheblich höher ist als bei der Fruchtwasserpunktion (Amniozentese). Jedenfalls erfordert dieser operative Eingriff viel Erfahrung und Können und sollte daher nur in PND-Zentren von erfahrenen PränataldiagnostikerInnen durchgeführt werden.

Der Eingriff wird von manchen Frauen als sehr schmerzhaft und unangenehm empfunden. Fehldiagnosen kommen selten vor. Gelegentlich kommt es nach der Gewebsentnahme zu leichten Blutungen, sehr selten treten Infektionen auf.

Chorionzottenbiopsien werden zumeist bei erhöhtem mütterlichem Alter sowie nach auffälligen Ergebnissen durch den Combined-Test bzw. die Nackenfaltenmessung empfohlen. Liegt beispielsweise in der 12. SSW ein pathologischer Befund vor, kann ein Schwangerschaftsabbruch noch mittels Absaugmethode durchgeführt werden: Unter örtlicher Betäubung wird ein Plastikröhrchen, das mit einem Absauggerät verbunden ist, in die Gebärmutter eingeführt und das Schwangerschaftsgewebe abgesaugt. Ein Schwangerschaftsabbruch nach der 12./13 SSW erfolgt durch die Einleitung einer Geburt, die nicht selten Tage lang (bis zu fünf Tage) dauern kann und für die betroffenen Frauen/Paare eine psychisch und physisch extrem belastende Situation darstellt. Dies bedeutet, dass werdende Eltern in dieser psychisch schwierigen Entscheidungssituation hinsichtlich Fortsetzung oder Abbruch der Schwangerschaft zudem unter großen Zeitdruck geraten: Die Entscheidung für den zumindest physisch weniger belastenden Abbruch mittels Absaugmethode muss schnell getroffen werden.

Amniozentese (Fruchtwasserpunktion; AC)

Die Amniozentese ist ein invasives Verfahren, das im Regelfall zwischen der 15. und 18. SSW, wie die Chorionzottenbiopsie ambulant und ohne Narkose durchgeführt wird. Auch hier wird unter Ultraschallkontrolle eine Hohlnadel durch den Bauch der Mutter gestoßen und Fruchtwasser aus der Fruchtblase (Amnion) entnommen. Das Fruchtwasser enthält abgelöste Zellen des Kindes, die in einem Labor untersucht werden: Sie werden dort zunächst weiter gezüchtet und vermehrt (kultiviert), um an Hand dieser Zellkultur Zahl und Struktur der Chromosomen zu untersuchen. Neben Chromosomenaberrationen (z.B. Down-Syndrom/Trisomie 21, Trisomie 13, 18) können Neuralrohrdefekte (z.B. Spina bifida) sowie mit speziellen molekularbiologischen und biochemischen Untersuchungen einige Erbkrankheiten und bestimmte Stoffwechselerkrankungen diagnostiziert werden.

Die Zellkultivierung braucht Zeit, daher liegen die Ergebnisse einer Amniozentese zwei bis vier Wochen nach deren Durchführung vor, d.h. im Regelfall zwischen der 17. und 22. SSW. Wesentlich früher, nämlich innerhalb von 24 Stunden nach der Fruchtwasserentnahme, liegt ein Befund vor, wenn die Auswertung über eine Technik erfolgt, die seit einigen Jahren angewandt wird: die FISH-Technik (Fluoreszens-in-situ-Hybridisierung). Während allerdings mit der klassischen Zellkultivierung alle mikroskopisch sichtbaren numerischen und strukturellen Veränderungen des Chromosomensatzes labormedizinisch nachgewiesen werden können, werden beim FISH-Schnelltest spezielle chromosomen-spezifische DNA-Sonden eingesetzt, um ausschließlich numerische Chromosomen-Veränderungen beim Fötus zu diagnostizieren. Bei unbestimmten Syndromverdachtsdiagnosen kommt somit nach wie vor die klassische Chromosomenanalyse nach Langzeitkultivierung zum Einsatz, bei der gezielten Bestimmung von Veränderungen der Chromosomen 13, 18, 21 sowie X oder Y kann die FISH-Technik angewandt werden.

Die Sicherheit der Diagnose nach einer Amniozentese ist sehr hoch, aber nicht 100%ig: Die Ergebnisse der Chromosomenuntersuchung erfolgen mit 99%iger Sicherheit, bei der Diagnostik von Neuralrohrdefekten wird eine Genauigkeit von etwa 90% erreicht.

Das Risiko einer Fehlgeburt liegt zwischen 0,5 und 1% und hängt von der Erfahrung des Arztes bzw. der Ärztin ab. Als Nachfolgekomplikationen können Fruchtwasserabgang, schwache Blutungen in der Gebärmutter, Verletzungen der Gebärmutter und Infektionen auftreten, diese Komplikationen sind jedoch relativ selten. Kontraktionen der Gebärmutter (Krämpfe) sind relativ häufig, lassen im Regelfall jedoch rasch nach.

Auch Amniozentesen werden zumeist bei erhöhtem mütterlichem Alter sowie nach auffälligen Ergebnissen durch nichtinvasive Verfahren empfohlen. Liegt nach einer Amniozentese ein pathologischer Befund vor, kann ein Schwangerschaftsabbruch ausschließlich durch das Einleiten einer Geburt durchgeführt werden.

Dass für viele werdende Eltern ein Schwangerschaftsabbruch nach positivem Befund in Erwägung gezogen und schließlich durchgeführt wird, hat damit zu tun – dieser Zusammenhang sei an dieser Stelle zumindest erwähnt –, dass die meisten diagnostizierbaren Abweichungen nicht therapierbar sind. Bloß in Einzelfällen besteht die Möglichkeit einer pränatalen Therapie (Bluttransfusion, Medikamenteninjektion, Laserchirurgie u.ä.). Bei einigen wenigen Fehlbildungen wie beispielsweise einem vorgeburtlich diagnostizierten Herzfehler kann die Diagnose eine lebenswichtige Grundlage dafür darstellen, möglichst optimale Rahmenbedingungen für eine postnatale Therapie zu schaffen: z.B. die Planung der Geburt in einem perinatalen Zentrum. Die Zusammenarbeit etwa mit KinderchirurgInnen kann für das Neugeborene von entscheidender Bedeutung sein. Für die meisten der vorgeburtlich diagnostizierbaren Abweichungen gibt es jedoch keine Therapiemöglichkeiten – die Kluft zwischen Diagnose und Therapie ist heute größer denn je. Auf Grund dieses Umstandes sehen sich die betroffenen Frauen/Paare vor die Entscheidung gestellt, die Schwangerschaft abbrechen zu lassen oder trotz diagnostizierter Abweichung fortzusetzen.

Wie bereits mehrfach erwähnt, bedeutet ein Schwangerschaftsabbruch jenseits der 12./13 SSW das Einleiten einer Geburt mit Hilfe wehenfördernder Mittel, zumeist mit Prostaglandinen. Die künstlich ausgelöste Wehentätigkeit führt, wie es im medizinischen Jargon heißt, zur »Ausstoßung« des Kindes. Jedoch müssen die Frauen nach der Verabreichung der wehenfördernden Mittel nicht selten lange bis zum tatsächlichen Einsetzen der Wehen warten, die sich dann über viele Stunden erstrecken. Eine solcherart eingeleitete Geburt kann zuweilen bis zu fünf Tage dauern.

In Österreich ist ein Schwangerschaftsabbruch ohne Fristenregelung, d.h. bis zur Geburt, dann straffrei, d.h. nicht rechtswidrig, wenn der Abbruch »zur Abwendung einer nicht anders abwendbaren ernsten Gefahr für das Leben oder eines schweren Schadens für die körperliche oder seelische Gesundheit der Schwangeren erforderlich ist oder eine ernste Gefahr besteht, daß das Kind geistig oder körperlich schwer geschädigt sein werde, oder die Schwangere zur Zeit der Schwängerung unmündig gewesen ist und in allen diesen Fällen der Abbruch von einem Arzt vorgenommen wird ...« (ÖStGB § 97 Abs.1, Z2).

In der geltenden Fassung des österreichischen Strafgesetzbuches sind somit drei Indikationen für einen legalen Abbruch nach dem dritten Schwangerschaftsmonat genannt: die medizinische Indikation, die eugenische bzw. embryopathische Indikation sowie die Indikation wegen Unmündigkeit der Schwangeren zum Zeitpunkt der Schwängerung. Dies bedeutet, dass im Unterschied beispielsweise zur deutschen[4] oder schweizerischen[5] Rechtslage allein das Vorliegen einer ernsten Gefahr, dass das Kind geistig oder körperlich schwer geschädigt sein werde, einen Schwangerschaftsabbruch indiziert. In Deutsch-

---

[4] Seit der Novellierung des § 218 im Jahre 1995 ist in Deutschland die Straflosigkeit eines Schwangerschaftsabbruchs ohne Fristenregelung wie folgt strafrechtlich geregelt: »Der mit Einwilligung der Schwangeren von einem Arzt vorgenommene Schwangerschaftsabbruch ist nicht rechtswidrig, wenn der Abbruch der Schwangerschaft unter Berücksichtigung der gegenwärtigen und zukünftigen Lebensverhältnisse nach ärztlicher Erkenntnis angezeigt ist, um eine Gefahr für das Leben oder die Gefahr einer schwerwiegenden Beeinträchtigung des körperlichen oder seelischen Gesundheitszustandes der Schwangeren abzuwenden, und die Gefahr nicht auf eine andere für sie zumutbare Weise abgewendet werden kann« (DStGB §218a, Abs.2).

[5] Nach dem Schweizer Strafgesetzbuch (§ 119, Abs. 1) ist seit 2002 ein Schwangerschaftsabbruch ohne Fristenregelung dann straflos, »wenn er nach ärztlichem Urteil notwendig ist, damit von der schwangeren Frau die Gefahr einer schwerwiegenden körperlichen Schädigung oder einer schweren seelischen Notlage abgewendet werden kann. Die Gefahr muss umso grösser sein, je fortgeschrittener die Schwangerschaft ist.«

land und in der Schweiz sind die Auswirkungen einer diagnostizierten Abweichung auf die Gesundheit der Mutter entscheidend für den Abbruch der Schwangerschaft.

Bei Schwangerschaftsabbrüchen jenseits der 22. SSW besteht die Möglichkeit, dass das Kind lebend zur Welt kommt – eine sowohl für die Eltern als auch das medizinische Personal psychisch extrem belastende Situation. Um diese Extremsituation zu vermeiden, wurden Methoden entwickelt, das Kind bereits im Mutterleib zu töten. Man spricht in diesem Fall von »Fetozid«. Die gängigste Tötungsmethode besteht darin, dass unter Ultraschallkontrolle eine Kaliumchloridlösung in das schlagende Herz des Kindes gespritzt wird, woraufhin dessen Herz zu schlagen aufhört. Erst im Anschluss an die Tötung des Kindes wird die Geburt eingeleitet.

Der Schwangerschaftsabbruch wirkt auf die betroffenen Frauen traumatisierend, insbesondere, wenn es sich um späte Abbrüche handelt. Psychische Reaktionen nach dem Abbruch können einerseits Gefühle der Erleichterung, andererseits der Traurigkeit, Depression, Schuld und des Zweifels sein. Nicht zuletzt die Problematik der späten Schwangerschaftsabbrüche nach pathologischem Befund hat in den vergangenen Jahren dazu geführt, die PND in die Frühschwangerschaft vorzuverlegen. Mit der Entwicklung der Nackenfaltenmessung bzw. des Combined-Tests ist dies gelungen. Diese nicht-invasiven Verfahren gelten zudem als risikolos für Mutter und Kind und sind billiger als invasive Verfahren. Dies hat dazu geführt, dass nicht mehr bloß »Risikopatientinnen« die Nackenfaltenmessung sowie den Combined-Test angeboten bekommen, sondern inzwischen alle schwangeren Frauen. Viele Frauen/Paare nehmen dieses Angebot gerne in Anspruch, nicht zuletzt deshalb, um sicher zu gehen, dass beim Kind »alles in Ordnung« ist bzw. dass das Kind nicht behindert sein wird. Die PND ist aber keine Garantie für ein gesundes bzw. nicht behindertes

Kind, weil es zahlreiche pränatale Erkrankungen und Behinderungen gibt, die durch vorgeburtliche Untersuchungen nicht diagnostiziert werden können. Zudem entstehen die weitaus meisten »angeborenen« Behinderungen auf Grund von Komplikationen während der Geburt.

Man möge sich die Zahlenrelation vor Augen halten: *Erbkrankheiten* kommen bei ca. 1,5 % aller Geburten vor, *Chromosomen*veränderungen bei ca. 1% der Neugeborenen, wobei davon bloß 0,5% eine unmittelbar medizinisch relevante Chromosomenstörung darstellen (z.B. Trisomie 13, 18, 21). Bloß 1,5% aller *Behinderungen* sind genetisch bedingt, weniger als 0,5% aller »Ursachen« für Behinderungen lassen sich mit Hilfe pränataldiagnostischer Verfahren feststellen.

Die allermeisten Kinder kommen also gesund bzw. nicht behindert auf die Welt, 95% der vorgeburtlichen Untersuchungen ergeben unauffällige Ergebnisse bzw. negative Befunde. Bei den positiven Befunden handelt es sich zum größten Teil um die Diagnosestellung von Chromosomenstörungen und hier vorwiegend um das Down-Syndrom (Trisomie 21). Im Falle der Diagnosestellung Chromosomenaberration (Trisomie 13, 18, 21), Spina bifida, schweres Fehlbildungssyndrom u.ä. entscheiden sich ca. 95% der Frauen/Paare für einen Schwangerschaftsabbruch.

Die Entscheidung für oder gegen die Fortsetzung der Schwangerschaft stellt aber bloß das letzte Glied einer langen Entscheidungskette dar, in die schwangere Frauen/Paare im Laufe ihrer Schwangerschaft mitunter mehrmals (mehr oder weniger bewusst) geraten:
· Frauenärztinnen und Frauenärzte haben über die *Möglichkeit* vorgeburtlicher Untersuchungen und über einzelne Untersuchungsverfahren ausreichend zu informieren. Pränataldiagnostische Verfahren stellen ein *Angebot* dar, sie sind im

Rahmen des Mutter-Kind-Passes in Österreich nicht verpflichtend vorgesehen[6]. Schwangere Frauen müssen also zunächst darüber entscheiden, das Angebot von PND wahrzunehmen oder abzulehnen, wobei sich die Frauen/Paare nicht selten dieser Entscheidungsmöglichkeit bzw. -notwendigkeit nicht bewusst sind: Nicht-invasive Verfahren wie die Nackenfaltenmessung werden von vielen schwangeren Frauen als Routine-Vorsorgeuntersuchungen wahrgenommen, die »halt vorgesehen« sind und zu denen sie »geschickt« werden.
· Haben sich werdende Eltern für ein nicht-invasives Verfahren entschieden oder es ganz selbstverständlich in Anspruch genommen und werden mit einem auffälligen Ergebnis konfrontiert, haben sie die Entscheidung zu treffen, weitere invasive Verfahren zwecks diagnostischer Abklärung in Anspruch zu nehmen oder nicht.
· Ergibt eine Chorionzottenbiopsie oder Amniozentese einen positiven Befund, ist über Fortsetzung oder Abbruch der Schwangerschaft zu entscheiden.

Eine ausführliche Aufklärung, Beratung und unterstützende individuelle Begleitung in diesem Entscheidungsfindungsprozess ist im Krankenhausbetrieb sowie in niedergelassenen Praxen von KassenärztInnen nur in den seltensten Fällen möglich. Selbst wenn entsprechende strukturelle Rahmenbedingungen geschaffen würden, die ÄrztInnen überhaupt erst in die Lage versetzten, werdende Eltern umfassend aufzuklären, zu beraten und zu begleiten, bedarf es einer ergänzenden psychosozialen Beratung. Konventionelle medizinische Beratung in PND-Zentren oder gynäkologischen Praxen konzentriert sich primär

---

[6] Dies bedeutet, dass eine Nicht-Inanspruchnahme von PND keinerlei Konsequenzen auf den Anspruch auf das Kinderbetreuungsgeld hat.

auf (organ-)medizinische Aspekte, wobei es dabei in erster Linie um (organ-)medizinische Aufklärung und Information geht, die nicht zwangsläufig zu tragfähigen Entscheidungen führt, mit denen auch langfristig zu leben ist. Dazu bedarf es einer ressourcenorientierten Beratung, deren Ziel es ist, die Entscheidungskompetenz werdender Eltern zu stärken. Dies bedeutet, schwangeren Frauen/Paaren Raum und Zeit zur Verfügung zu stellen, um Klarheit zu gewinnen, was die Inanspruchnahme von PND und das damit verbundene Wissen über Gesundheit, Krankheit oder Behinderung ihres Kindes für sie bedeutet – und zwar im Hinblick auf ihre gegenwärtige Lebenssituation, das Schwangerschaftserleben, die Eltern-Kind-Beziehung und die zukünftige Lebens- und Familienplanung.

Psychosoziale Beratung vor, während und nach PND wird in Österreich, Deutschland und der Schweiz im Rahmen von einigen Familien- und Schwangerenberatungsstellen (Anhang 3) angeboten. Die meisten schwangeren Frauen/Paare, aber auch FrauenärztInnen wissen jedoch über diese Beratungsmöglichkeit nicht Bescheid. Dies hat zur Folge, dass die wenigsten Frauen/Paare den Weg zur psychosozialen Beratung bei PND finden, die anonym, kostenfrei und auch bei konfessioneller Trägerschaft ergebnisoffen ist.

Was die Inanspruchnahme von PND und das damit verbundene Wissen über Gesundheit, Krankheit oder Behinderung ihres Kindes für werdende Eltern bedeuten kann, davon ist in den nun folgenden Erfahrungsberichten die Rede:

Während für werdende Eltern PND ein einschneidendes und sehr bedeutungsvolles Ereignis in ihrer Schwangerschaft darstellt, ist sie sowohl für GynäkologInnen, Hebammen und medizinisches Personal in Krankenhäusern bzw. PND-Zentren als auch für niedergelassene GynäkologInnen zur Alltagsroutine geworden. Die Erfahrungsberichte ermöglichen Einblicke in die »innere Gefühls- und Gedankenwelt« werdender Eltern – die daraus zu gewinnende Erkenntnis über die mögliche Bedeutung und Folgen der Inanspruchnahme von pränataler Diagnostik ist eine wichtige Grundlage für die medizinische Begleitung und Unterstützung.

Die Erfahrungsberichte können für (potenziell) werdende Eltern eine wichtige Entscheidungshilfe in Bezug auf die Inanspruchnahme von PND darstellen, wobei an dieser Stelle nochmals angemerkt werden soll, dass Berichte von jenen Menschen, die mit dem Angebot und der Durchführung von PND hoch zufrieden sind und für die daher PND »kein Thema« ist, in diesem Buch nicht vorliegen. Die zentrale Motivation für das Verfassen der nun folgenden Berichte war für viele Frauen und Männer, ihre gemachten Erfahrungen weiterzugeben, d.h. aus der Betroffensicht die qualitative Bedeutung von PND erlebbar zu machen und somit zumindest erahnen zu lassen, was die Inanspruchnahme von PND auslösen kann. Ein Mann beendet seinen Bericht mit dem Satz: »Ich hoffe, dass durch meinen Beitrag vielleicht manche Entscheidungen leichter fallen.«

Dieses Buch richtet sich aber auch an interessierte Menschen, die weder professionell noch persönlich mit PND zu tun haben bzw. möglicherweise zu tun haben werden – und nicht zuletzt an jene Frauen und Männer, die selbst schon Erfahrungen mit PND gemacht haben.

Die Erfahrungsberichte wurden inhaltlich und stilistisch unverändert gelassen, jedoch in formaler Hinsicht redigiert. In allen Berichten wurden Namen behandelnder Personen und Institutionen anonymisiert. Manche Frauen und Männer haben für die Veröffentlichung ihrer Berichte Pseudonyme gewählt. Die Berichte erscheinen in chronologischer Reihenfolge – beginnend mit dem ältesten Bericht. Jeder Bericht wurde – in Absprache mit der jeweiligen Autorin bzw. mit dem jeweiligen

Autor – mit einem Titel versehen, der eine markante Aussage des Textes darstellt. Zu Beginn jedes Berichtes einer Frau finden sich Eckdaten in Bezug auf das Jahr der Durchführung pränataldiagnostischer Verfahren, welche/s Verfahren in Anspruch genommen wurde/n und welche Ergebnisse bzw. Befunde die Verfahren brachten. Die Bezeichnung Ergebnis – auffällig oder unauffällig – bezieht sich auf nicht-invasive, die Bezeichnung Befund – positiv oder negativ – auf invasive Verfahren.

Mein Dank gilt jenen Personen, die dabei geholfen haben, Frauen und Männer zu finden, die bereit waren, ihre Erfahrungen mit PND aufzuschreiben. Mein Dank gilt ganz besonders jenen Frauen und Männern, die mit ihren Erfahrungsberichten Einblicke in ihre Gefühls- und Gedankenwelt gewähren. Für manche Frauen und Männer war die Vergegenwärtigung des Erlebten sicherlich ein schmerzvoller Prozess – ihre Berichte machen betroffen, sie berühren. Es gilt, sich auf diese gleichermaßen berührenden wie beunruhigenden Folgeprobleme von PND respektvoll einzulassen, sie auszuhalten, zu ertragen – und sie damit zumindest im Nachhinein, gewissermaßen symbolisch, mitzutragen. Noch hilfreicher wäre es für werdende Eltern, im Rahmen der Schwangerenvorsorge professionell Tätige an ihrer Seite zu haben, die bereit und dazu qualifiziert sind, im aktuellen Geschehen werdende Eltern in professioneller Distanz empathisch zu begleiten.

Literaturempfehlungen

Baumgärtner, B. & Stahl, K. (2005). *Einfach schwanger? Wie erleben Frauen die Risikoorientierung in der ärztlichen Vorsorge?* Frankfurt am Main: Mabuse-Verlag

Dietschi, I. (1998). *Testfall Kind. Das Dilemma der Pränatalen Diagnostik.* Zürich: Werd Verlag

Ensel, A. (2002). *Hebammen im Konfliktfeld der Pränatalen Diagnostik. Zwischen Abgrenzung und Mitleiden. Einführung, Hintergrund, Erfahrungen, Perspektiven.* Karlsruhe: Hebammengemeinschaftshilfe

Lothrop, H. (2002). *Gute Hoffnung – jähes Ende. Fehlgeburt, Totgeburt und Verluste in der frühen Lebenszeit. Begleitung und neue Hoffnung für Eltern.* 10. aktualisierte Auflage. München: Kösel-Verlag

Ortmanns, N. (Hrsg.) (1997). *Schatten über guter Hoffnung. Erfahrungen mit der vorgeburtlichen Diagnostik.* Münster: Dialogverlag, presse+medienservice

Schindele, Ev. (1990). *Gläserne Gebär-Mütter. Vorgeburtliche Diagnostik – Fluch oder Segen.* Mit Beiträgen von Anne Waldschmidt und Anna D. Brockmann. Frankfurt a.M.: Fischer Taschenbuch Verlag

Schindele, E. (1995). *Schwangerschaft: zwischen guter Hoffnung und medizinischem Risiko.* Mit einem Beitrag von Anne Waldschmidt. Hamburg: Rasch und Röhring

Stoller, C. (1996). *Eine unvollkommene Schwangerschaft.* Zürich: Theologischer Verlag

Swientek, Ch. (1998). *Was bringt die pränatale Diagnostik? Informationen und Erfahrungen.* Freiburg im Breisgau: Herder

Weigert, V. (2001). *Bekommen wir ein gesundes Kind? Pränatale Diagnostik: Was vorgeburtliche Untersuchungen nutzen.* Reinbek bei Hamburg: Rowohlt-Taschenbuch-Verlag

Die Erfahrungsberichte

Nun begann die Zeit des Wartens
Edith Jelinek

Jahr der Durchführung: 1989
Verfahren: AC
Befund: negativ

Ich wurde am 18. November 1955 geboren. Mit 15 Jahren besuchte ich die Fachschule für wirtschaftliche Frauenberufe in Laxenburg. Danach arbeitete ich elf Jahre im Katholischen Familienwerk der Erzdiözese Wien. Die Ausbildung zum Eheberater sowie die »Eheberatung« selbst waren dort untergebracht. Anfangs durfte ich einige Tonbänder von Prof. Erwin Ringel schreiben. Es war für mich faszinierend und gleichzeitig schwer vorstellbar, um was es dabei ging, da ich etwas zu jung für die Tiefenpsychologie war. Danach war ich bei der Gründung der ersten »Mütterseminare« beteiligt, die in Form von Abwechslung und Weiterbildung für Mütter vorgesehen waren. Ich durfte die Referenten einteilen, und so lernte ich auch Dr. Stephan Rudas kennen, von dessen Ausführungen ich sehr begeistert war. Die »Mütterseminare« bestehen jetzt seit ca. 30 Jahren in ganz Wien und Niederösterreich verteilt.

Am 10.05.1983 kam unsere Tochter Katrin als Steißlage, aber gesund in Mödling zur Welt. Ich war 27 Jahre alt. Drei Jahre später, am 12.04.1986, wurde unser erster Sohn Christoph in Mödling geboren. Erst zwei Tage nach seiner Geburt erfuhren mein Mann und ich, dass er »Morbus Down« (»Trisomie 21«) und ein riesiges Loch im Herzen hatte. Er wurde zur Untersuchung in ein Wiener Krankenhaus gebracht. Dort meinten die Ärzte, dass er keine lange Lebenserwartung hätte. Aufgrund seiner Gelbsucht musste er für vier Wochen im Spital in Mödling bleiben. Dann ging es wieder besser, und wir bekamen ihn endlich nach Hause.

Christoph trank sehr schlecht und erwischte jede Kinderkrankheit von Katrin. Diese dauerten bei ihm natürlich mindestens doppelt so lange. Aber er war ein so *sonniges Kind*. So meisterten wir dann auch die motorischen Schwierigkeiten bei den Physiotherapeuten, die oft mit seinen sehr kleinen Fortschritten nicht zufrieden waren; das war für uns sehr frustrierend! Gott sei Dank gingen wir dann zu einer Physiotherapeutin in unserem Ort, die uns ermutigte, Christoph so anzunehmen, zu akzeptieren und zu respektieren, wie er nun mal ist. Sogleich kam es uns vor, als würde er viel mehr Fortschritte machen. So ging es der ganzen Familie besser. Mit 4 ½ Jahren konnte er endlich gehen und durfte dann als Integrationskind in den Kindergarten. Es gefiel ihm sehr gut – aber auch die anderen Kinder kümmerten sich rührend um ihn. Das tat unserer Familie unglaublich gut!

Am 12.12.1988 erlitt ich in der 11. Schwangerschaftswoche eine Fehlgeburt. Mitte April 1989 bemerkte ich erneut, dass ich schwanger war. Wir wollten ein drittes Kind. Vielleicht auch aus dem Grund, weil wir wussten, dass Christoph nicht lange leben würde, aber auch deshalb, dass Katrin irgendwann nicht alleine für Christoph sorgen müsse, sollte uns etwas zustoßen.

Nach einem Besuch bei meinem Hausarzt riet er mir, ab der 14. Schwangerschaftswoche eine »Fruchtwasseruntersuchung« machen zu lassen. Obwohl er davon überzeugt war, dass wir auch dieses Kind – sollte es behindert sein – behalten würden, zweifelte er an unserer psychischen und physischen Kraft, das Leben mit zwei behinderten Kindern zu meistern.

Einerseits wussten wir, dass bei der Chromosomenbestimmung, welche bei Christoph nach seiner Geburt gemacht wurde, herauskam, dass seine Krankheit nicht erblich ist, andererseits riet mir auch meine Frauenärztin zu dem Schritt, eine »Pränataldiagnostik« vornehmen zu lassen. Sie erklärte uns ausführlich, welche Risiken damit verbunden sind. Letzten Endes entschieden wir uns dafür.

Am 14.07.1989 in der 16. Schwangerschaftswoche wurde dann am Vormittag in einem Wiener Krankenhaus die »Fruchtwasseruntersuchung« durchgeführt. Kurz davor wurde noch eine Ultraschall-Untersuchung gemacht. Bei der Untersuchung selbst empfand ich eine sehr angespannte Atmosphäre. Ich hatte Angst vor möglichen Schmerzen, vor einer weiteren Fehlgeburt und auch Angst deshalb, weil ich mir bewusst war, aus welchem Grund es gemacht wird. Im Behandlungsraum waren nur der Arzt, mein Mann und ich anwesend, was ich sehr angenehm empfand. Durch den Stich fühlte sich mein Bauch sehr hart an. Schmerzen musste ich im herkömmlichen Sinn nicht erleiden. Das Gefühl der Anspannung blieb ungefähr eine halbe Stunde erhalten. Die Durchführung selbst dauerte nur einige Minuten. Enttäuscht war ich etwas von dem behandelnden Arzt, da er kaum versuchte, mich zu beruhigen oder mir meine Ängste zu nehmen. Ich erwartete mir mehr Einfühlungsvermögen. Er erklärte mir zwar jeden Schritt des Vorgangs, aber zeigte kein Mitgefühl. Man kann sagen, dass er sich irgendwie nicht bewusst war, was diese Untersuchung für werdende Eltern überhaupt bedeutet. Nach der Untersuchung musste ich noch

ca. eine Stunde unter Beobachtung in der Klinik bleiben, um möglichen Wehen oder etwaigen Risikofaktoren vorzubeugen.
Nun begann eine sehr beunruhigende Zeit und eine Zeit des Wartens. Am 04.08.1989 bekamen wir endlich die erlösende Diagnose »normaler Chromosomensatz« brieflich mitgeteilt. Nun konnte ich den Rest der Schwangerschaft in Ruhe genießen.
Die Schwangerschaft sowie die Geburt verliefen ohne Komplikationen. Am 04.01.1990 kam unser drittes Kind Bernhard gesund zur Welt. Ich war 34 Jahre alt.

Christoph starb am 21.03.1991 – drei Wochen vor seinem fünften Geburtstag – an einer »kalten Lungenentzündung« in einem Krankhaus.

Schon bei der Geburt von Christoph ist mir klar geworden, dass es jede Menge medizinische Fachbücher gibt, aber keines darüber, wie man mit einem behinderten Menschen – ob geistig oder körperlich – umgeht. Alleine der Begriff »Behinderung« und »behindert« empfand ich als Diskriminierung, obwohl mir bewusst war, dass sie eine spezielle Bezeichnung haben sollten, weil sie einfach anders sind. Aber ist nicht jeder Mensch anders? Jeder Mensch ist einmalig!

Nach dem Tod von Christoph begann ich, im Kindergarten auf ein verhaltensgestörtes Kind aufzupassen. Das tat gut, damit ich nicht andauernd an den Tod meines Sohnes erinnert wurde. Es folgte dann im Nachbarkindergarten ein Kind mit einem »offenen Rücken«, das deshalb querschnittsgelähmt war und im Rollstuhl saß, das ich auch betreute.
Die Liebe, die man diesen Kindern gibt, kommt um ein Vielfaches zurück. Deshalb bin ich sehr dankbar und froh, dass Katrin vielleicht über das Studium [der Pädagogik] mehr Wissen über diese besonderen Menschen bekommt.

Auch Bernhard ist nun schon 14 Jahre alt. Er steckt gerade mitten in der Pubertät, aber wir tun alle unser Bestes.

Gott sei Dank sind es zwei sonnige Menschen geworden – nach oft sehr bewegten Zeiten!

Wir wollten Gewissheit haben und stimmten zu
Gottfried Jelinek

Vielleicht kann ich mit meinem Bericht etwas mehr an Aufklärung bzw. zur Entscheidungsfindung für Paare, die aus welchen Gründen auch immer sich für eine PND entscheiden, an Informationen etwas dazu beitragen.

Eine kurze Einleitung über meine Ausbildung und derzeitigen Beruf: Nach vier Klassen Volksschule und vier Klassen Hauptschule absolvierte ich nach dem neunten Schuljahr eine dreijährige Lehre als technischer Zeichner und bin seit 1972 als technischer Angestellter in der Betriebsführung eines Forschungsbetriebes tätig.

Bei der Geburt unseres ersten Kindes, einer Tochter, war ich 29 Jahre und meine Frau 27 Jahre alt, das war 1983. Obwohl meine Tochter im Mutterleib Steißlage hatte und es keine leichte Geburt war, kam sie gesund zur Welt. Drei Jahre später wurde unser zweites Kind, ein Junge, geboren. Das war im April 1986, zu diesem Zeitpunkt war ich 32 und meine Frau 30 Jahre alt.

Zu diesem Zeitpunkt schien unser Glück perfekt – bis zwei Tage nach der Geburt unseres Sohnes: Wir bekamen vom behandelnden Arzt die Diagnose, dass unser zweites Kind »Trisomie 21«, das so genannte Down-Syndrom, und zu allem Überfluss auch noch einen sehr schweren Herzfehler hat. Die Ebene, in der sonst Herzklappen vorhanden sind, war praktisch nicht existent – außer einer deformierten Herzklappe.

Für uns brach in diesem Augenblick eine Welt zusammen, wir konnten uns das nicht erklären, zumal meine Frau alle Untersuchungen, die durch den »Mutter-Kind-Pass« gefordert waren, erfüllt hatte. Sogar die Frauenärztin, bei der meine Frau immer zur Untersuchung kam, konnte sich das nicht erklären.

Unser Sohn musste noch ca. vier Wochen im Spital bleiben, da er im Stundenabstand flüssige Nahrung bekam. In dieser Zeit haben meine Frau und ich versucht, so viele Informationen wie nur möglich über das Down-Syndrom zu bekommen. Die Ärzte konnten uns keine Auskunft geben, wie lange unser Sohn mit diesem schweren Herzfehler überleben würde. Deswegen haben wir auch gemeinsam den Entschluss gefasst, unseren Sohn zu uns nach Hause zu nehmen und nicht in ein Pflegeheim zu geben, um ihm die Zeit, die er noch hat, so schön wie nur möglich zu machen.

Meine Frau und ich hatten uns die nächtlichen Fütterungen mit dem Fläschchen aufgeteilt. Es wurde eine Zeit mit manchmal großer physischer sowie psychischer Belastung für uns: regelmäßige Spitalsbesuche zur Kontrolle sowie 1x monatlich in die Kinderherzstation in ein Krankenhaus nach Wien. In dieser Zeit waren unsere Eltern sowie unsere kleine Tochter immer eine Stütze, an der wir uns aufrichten konnten, wenn einmal wieder ein Tiefpunkt erreicht war.

Unser Sohn entwickelte sich körperlich wider Erwarten gut. Die Ärzte führten das auf die liebevolle Pflege durch meine Frau zurück. Er wurde ein fröhliches, Musik liebendes Kind und in keiner Weise jähzornig, wie es in verschiedenen Büchern über Morbus Down beschrieben wird. Mit Kinderkrankheiten hatte er immer länger als unsere Tochter zu kämpfen.

Nach langen Überlegungen meiner Frau und mir entschlossen wir uns, noch ein Kind zu bekommen. Wir führten diesbezüglich Gespräche mit den Ärzten, die mit der Krankengeschichte unseres Sohnes vertraut waren. Ihre Aussage, dass es bei unserem Sohn eine so genannte »spontane Trisomie«[7] und keine erblich bedingte war, festigte unseren Entschluss. Der Versuch, noch ein Kind zu bekommen, scheiterte aber in der 11. Schwangerschaftswoche durch einen »Abortus«. Meine Frau führte das auf die große psychische Belastung zurück. Nach neuerlichen Gesprächen mit den Ärzten rieten sie uns, bei der nächsten Schwangerschaft eine Fruchtwasseruntersuchung zu machen.

Mein Vorwissen über PND war nur sehr mangelhaft. Ich wusste nur, dass Fruchtwasser aus der Fruchtblase in der Gebärmutter durch die Bauchdecke mit einer Spritze entnommen und damit eine Zellkultur angelegt wird, um eventuelle Missbildungen am Fötus zu erkennen. Des Weiteren wäre eine PND angebracht, wenn bei beiden Elternteilen die zusammengezählten Lebensjahre die Zahl 70 übersteigt, weil dann die Möglichkeit, ein behindertes Kind zu bekommen, relativ hoch ist.

Als es für eine PND soweit war, fuhren wir in das Spital und wurden noch einmal über die Risiken – eventuell Zwischenblutungen oder schlimmstenfalls Abortus – aufgeklärt, aber wir wollten Gewissheit haben und stimmten zu.

Die drei Wochen bis zur Diagnose waren nicht gerade angenehm, aber die Aussage, dass alles in Ordnung sei, war für uns

---

[7] In ca. 90% der Fälle entsteht das Down-Syndrom auf Grund *spontaner* Fehler bei der Zellteilung während der Bildung der Ei- oder Samenzellen oder auch bei den ersten Teilungen der befruchteten Eizelle. In den allermeisten Fällen handelt es sich also beim Down-Syndrom nicht um eine vererbbare Chromosomenstörung.

sehr erlösend. Im Jänner 1990 kam dann unser drittes Kind, ein Sohn, gesund zur Welt.

Unser zweites Kind verstarb kurz vor seinem fünften Geburtstag im März 1991 an einer Lungenentzündung. Er war ein sehr fröhliches Kind, vor allem hörte er sehr gerne Musik mit den Kopfhörern – das liebte er besonders. Trotz seiner schweren Krankheit konnte er doch recht lange bei uns bleiben, wir vermissen ihn noch sehr.

Noch heute, wenn meine Frau und ich über die damals durchgeführte PND sprechen, fragen wir uns, was wir wohl gemacht hätten, wenn die Diagnose positiv ausgefallen wäre und unser drittes Kind auch in irgendeiner Weise behindert gewesen wäre. Wir wissen es nicht; aber aus heutiger Sicht kann ich nur sagen, dass uns unser Sohn trotz seiner schweren Behinderung so viel Liebe geschenkt hat.

Die Zeit heilt Wunden, das Schlimme vergisst man, und das Gute behält man immer in Erinnerung.

Zum Abschluss möchte ich noch eine Bemerkung hinzufügen: Keine Diagnose, wie auch immer sie ausfällt, kann einem vor der Entscheidung, was man machen soll, entbinden. Auch Ärzte sind nur Menschen und können keine Wunder wirken.

Ich hoffe, dass durch meinen Beitrag vielleicht manche Entscheidungen leichter fallen.

Man redet sich ein, alles sei in Ordnung
Maria Herb

Jahr der Inanspruchnahme: 1993
Verfahren: AC
Befund: negativ

Am 21.10.1993 hatte ich meine erste Schwangerschaftsuntersuchung. Ich war 26 Jahre und als Kassiererin im Lagerhaus tätig. Es war eine erwünschte Schwangerschaft. Meine Frauenärztin empfahl mir eine Fruchtwasseruntersuchung. Sie erklärte mir, dass Missbildungen und Behinderungen festzustellen seien. Die Gründe dafür waren: Mein Mann hat eine behinderte Schwester mit unklarer Ursache. Sie kann nicht sprechen und nur schwankend gehen. Das Klo-Gehen funktioniert. Meine Schwiegermutter hatte einen Bruder mit Down-Syndrom. Darum wurde auch mein Mann im Alter von 12 Jahren untersucht. Bei ihm ist alles in Ordnung[8].

---

[8] Wie bereits erwähnt (vgl. Fußnote 7), handelt es sich beim Down-Syndrom in den allermeisten Fällen (ca. 90%) nicht um eine vererbbare Chromosomenstörung, da in diesen Fällen das Down-Syndrom auf Grund *spontaner* Fehler bei der Zellteilung entsteht. Bei ca. 7% aller Menschen mit Down-Syndrom handelt es sich um eine sog. Translokations-Trisomie 21; dies bedeutet, dass zusätzliches Chromosomenmaterial von Chromosom 21 auf einem anderen Chromosom transloziert vorliegt. In 30% der Fälle ist dies auf eine balancierte (ausgeglichene) Translokation eines Elternteils zurückführbar - also ererbt, in 70% der Fälle neu entstanden. Personen mit einer balancierten Translokation haben alle nötigen Erbinformationen und somit keine gesundheitlichen Probleme. In ca. 3% der Fälle werden sog. Mosaike mit normalen Zelllinien diagnostiziert. Der Ausprägungsgrad des Down-Syndroms wird durch die normalen Zellen abgeschwächt.

Die Fruchtwasseruntersuchung ließ ich ca. in der 17. oder 18. SSW im Dezember 1993 in einem niederösterreichischen Krankenhaus durchführen. Ich war sehr nervös. Noch dazu war der erste Stich durch die Bauchdecke ein Misserfolg. Der Arzt bekam zu wenig Fruchtwasser. So folgte nach langem Suchen eines idealen Stichortes ein zweiter Stich. Dieser gelang, tat aber ziemlich weh. Im Ruheraum muss man noch ca. zwei Stunden liegen. Am gleichen Tag soll man keine körperlichen Anstrengungen tätigen.

Nun war Warten angesagt. Man redet sich ein, alles sei in Ordnung, im Handumdrehen war ich wieder schlechter Dinge. Da ich meinen Befund nicht fand, meinte ich, nach ca. vier bis sechs Wochen den ersehnten Brief bekommen zu haben. Der Befund zeigte einen normalen Karyotyp 46,XX[9]. Da war ich schon sehr erleichtert. So erfuhren wir auch, dass ich ein Mädchen erwartete. Nach Wunsch wird das Geschlecht im Befund gestrichen. Wir ließen das Geschlecht aber auch bei den zwei folgenden Fruchtwasseruntersuchungen, die ich bei meinen beiden weiteren Schwangerschaften durchführen ließ, bestimmen. Die zweite Fruchtwasseruntersuchung erfolgte im Jänner 1996 und die dritte im Mai 1997. Sie waren beide problemlos, das Stechen funktionierte beim ersten Mal. Es schmerzte auch nicht. Vielleicht war ich bei der ersten Untersuchung zu verkrampft. Doch der Arzt meinte, auch nicht immer schmerzlos stechen zu können.

---

[9] Bei einem sog. Karyogramm werden die in der Zelle enthaltenen Chromosomen nach Anzahl und Form/Größe geordnet und dargestellt. Unter Karyotyp versteht man die Auswertung eines Karyogramms, er wird durch Zahlen (Gesamtzahl der Chromosomen) und Buchstaben angegeben: X steht für ein X-Chromosom, Y für ein Y-Chromosom. 46,XX gibt den üblichen weiblichen, 46,XY den üblichen männlichen Karyotyp an.

Wir haben uns den Kopf darüber zerbrochen, was wir im Falle einer Behinderung getan hätten. Wir hatten uns nie zu einer Entscheidung durchgerungen und mussten – Gott sei Dank – auch darüber keine fällen.

Das Warten war dann eine Ewigkeit
Rainer Herb

Bei unserer ersten Tochter war ich bei der Durchführung der Fruchtwasseruntersuchung mit dabei und schwitzte ein bisschen, da mir sehr viele Gedanken durch den Kopf gingen. Ich habe eine geistig behinderte Schwester, und es ist bis heute nicht wirklich klar, von wo die Behinderung kommt. Ich hatte als Kind eine Untersuchung in Wien, wo mein Speichel und auch das Blut untersucht wurden. Es wurde mir gesagt, dass es bei mir kein Problem geben wird. Ich wollte aus ganzem Herzen nur ein gesundes Kind, da ich ja mit der Behinderung meiner Schwester groß geworden bin und auf Vieles verzichten musste. Ich sah, wie mühsam und welche Aufgabe es auch für meine Eltern ist. Ich liebe meine Schwester, und ich bin auch eine sehr starke Ansprechperson für sie.

Bei der ersten Untersuchung 1993 ging es meiner Frau nicht so gut. Das Warten war dann eine Ewigkeit, bis endlich der Befund kam und alles ok war. Wir wussten dann auch, dass es ein Mädchen wird. Beim zweiten und dritten Kind machte meine Frau die Untersuchungen alleine, glaube ich. Ich bin beruflich in Wien und hatte auch keine Zeit.

Es war immer wieder sehr spannend, bis endlich nach ca. drei Wochen der Brief ins Haus kam. Mit großer Erleichterung gingen wir dann die weiteren Monate in die Schwangerschaft und hin zur Geburt. Wir sind glücklich, eine gesunde Familie zu haben. Wenn eine Behinderung festgestellt worden wäre, hätten wir, glaube ich, nicht von einem Abbruch Gebrauch gemacht.

Ich habe mein Kind nie wieder gesehen
Judith Grüner

Jahr der Inanspruchnahme von PND: 1995
Verfahren: US, Plazentapunktion
Ergebnis: auffällig; Befund: positiv

Ich war im Jahre 1995 zum ersten Mal schwanger.

Obwohl schon 36, wurde ich zum ehest möglichen Zeitpunkt schwanger, also sofort im ersten Monat, sobald ich mit meinem Freund, der einige Jahre jünger ist als ich, beschlossen hatte, nicht mehr zu verhüten. Wir waren beide sehr locker und unterlagen keinerlei innerem Druck. Ich hatte auch nicht den geringsten Zweifel, dass alles gut gehen würde, oder Bedenken bezüglich meines Alters.

Ich war über Pränataldiagnostik bestens vorinformiert, da ich damals schon viele Jahre bei der »Aktion Leben Österreich« mitgearbeitet hatte und dieses Thema mich besonders interessierte.

Einige Jahre zuvor, nämlich 1986, hatte ich an einer Wiener Volksschule eine Integrationsklasse übernommen (mit allerhand Bauchweh ...) und war von dieser Idee nach kurzer Zeit vollständig überzeugt. Meine Kollegin und ich kämpften an vorderster Front, was Bestand, Entwicklung und Gesetzgebung in dieser Frage betraf, die damals noch die Gemüter erhitzte und an der sich die Geister schieden. Für mich war aus tiefster Überzeugung und Mitgefühl mit Kindern mit irgendeiner Art von Handicap der Gedanke, Kinder auszusondern und ihnen nur wegen eines Fehlers a priori das Lebensrecht de facto zumindest streitig zu machen, mit viel innerer Emotion behaftet. Ein Abbruch wegen einer Behinderung wäre für mich nicht in Frage gekommen. Dabei wusste ich mich eines Sinnes mit meinem Mann, der bei einem großen Projekt mit meiner damaligen Klasse ebenfalls mitgearbeitet hatte.

In der 19. Woche, bei einem Routine-US, begleitete mich mein Mann, um das Kind auch zu sehen. Ich weiß noch ganz genau, dass ich innerhalb von Sekundenbruchteilen aus der Mimik des Arztes (der nicht mich anschaute, sondern den US-Bildschirm) wusste, dass etwas nicht so war, wie es sein sollte. Ich weiß auch noch ganz genau, dass der Arzt so gut wie nichts mehr sagte, etwas auf einen Überweisungsschein kritzelte (was ich zu Hause dann stundenlang betrachtete, um herauszufinden, was es wohl bedeuten könnte – schließlich entzifferte ich »Verdacht auf Hydrocephalus«[10]. Ich war damals schon überzeugt, dass die Unlesbarkeit Absicht war) und mich an ein Wiener Krankenhaus verwies.

Ich fand mich auf der Straße wieder, in Tränen aufgelöst und unfähig zu denken. Mein Mann versuchte mich zu trösten und meinte, vielleicht wäre es nicht so schlimm, aber ich war völlig außer mir.

Zu Hause angekommen, rief ich in dem Wiener Krankenhaus an und ersuchte, mir noch am selben Tag einen Termin zu geben, da die Ungewissheit für mich kaum erträglich sei. Ich wurde abgewiesen (organisatorische Gründe) und für den nächsten Tag bestellt. Am darauf folgenden Tag fuhr ich in Begleitung meines Mannes ins Krankenhaus. Ich wartete endlos

---

[10] Unter Hydrocephalus versteht man die Ausweitung der Liquorräume des Gehirns: Im Inneren des Gehirns befinden sich Hirnkammern (Ventrikel), die miteinander verbunden sind. In den Hirnkammern wird Hirnwasser (Liquor) gebildet, das über die inneren Liquorräume abfließt und mit den äußeren Liquorräumen verbunden ist. Kann der Liquor nicht entsprechend (ab-)fließen, staut er sich in den Hirnkammern und treibt diese auseinander – der Kopfumfang nimmt dadurch zu. Die Vergrößerung der Liquorräume bedeutet Hydrocephalus. Hydrocephalus heißt wörtlich übersetzt »Wasserkopf«.

und sehe diese Wartezeit noch heute, acht Jahre danach vor mir. Als ich an die Reihe kam, völlig fertig mit den Nerven, erblickte ich ein Plakat der Aktion Leben. Das gab mir den Anstoß, sofort zu deponieren, dass Behinderung für mich kein Grund wäre, eine Schwangerschaft abzubrechen. Ich hatte in der Folge das Gefühl, dass daraufhin mit mir relativ sensibel umgegangen wurde.

Prof. X. und eine Ärztin untersuchten mich und stellten eine hochgradige Entwicklungsverzögerung und einen ganz schlechten Zustand des Kindes fest. X. gab mir zu verstehen, dass er nicht glaube, dass dieses Kind überleben könne. Ich wurde auf die Möglichkeit einer Plazentapunktion hingewiesen, um Klarheit zu erlangen. Ich willigte ein. Insgeheim, so erinnere ich mich, hoffte ich, dass das Kind durch die Biopsie abgehen würde, wenn es schon nicht zum Leben bestimmt wäre. Das Ergebnis wurde mir nach 24 Stunden telefonisch mitgeteilt (glaube ich). Es lag eine Triploidie [dreifacher Chromosomensatz, d.h. 69 statt 46 Chromsomen] vor. Ich weiß noch, dass ich nochmals mittels US untersucht wurde (bzw. das Kind), und dass ich Prof. X. um Rat fragte. Er sagte, wenn eine ähnliche Situation in seiner eigenen Familie vorläge, würde er zu einem Abbruch raten. Ich erkundigte mich, ob solche Kinder je geboren würden. Dies wurde mir wahrheitsgemäß beantwortet (kommt sehr, sehr selten vor).

Ich hoffte, dass ich irgendwie eine Gefahr für mein eigenes Leben ableiten könnte, um meine Entscheidung vor mir zu rechtfertigen.

Ich suchte verzweifelt nach Entscheidungshilfen. Eigentlich war ich schon entschieden und suchte Entlastungsgründe und Menschen, die mir Recht geben würden. Ich suchte spontan eine sachkompetente, langjährige Freundin auf, zu der ich großes Vertrauen hatte. Sie war eine Stütze und bestätigte mich in meinem Entschluss. (Hätte sie mir widersprochen, wäre ich vielleicht schwankend geworden. Aber eigentlich habe ich nur Bestätigung und moralische Entlastung gesucht.)

In diesen Tagen war mein einziger, heftiger Wunsch, all das irgendwie möglichst schnell ungeschehen zu machen.

Ich suchte, spät in der Nacht, meine alten Skripten (ich habe neben Zoologie auch Humanbiologie studiert, wie das damals hieß) und fand auch prompt innerhalb weniger Minuten die Stelle, wo es um die Chromosomenstörung Triploidie gegangen war. Ich las, dass nur eines von 20.000 Kindern mit Triploidie das Geburtsalter erreicht, alle anderen sterben viel früher, die meisten enden im frühen Stadium der Schwangerschaft als Fehlgeburt.

Ich fand mich nach einem schlimmen Wochenende wieder im Krankenhaus ein, wurde stationär aufgenommen und die Geburt eingeleitet. Ich habe dies als lange dauernden, äußerst schmerzhaften Prozess erlebt; mein Mann war bis am Abend bei mir, fuhr dann heim, um zu schlafen. Alle paar Stunden kam ein Arzt/eine Ärztin vorbei und untersuchte, wie weit der Muttermund offen wäre. Rückblickend erinnere ich mich an die große Sprachlosigkeit, die allerseits herrschte. Ich erinnere mich auch, dass an dieser Station viele Hochschwangere und auch Frauen waren, die ihre Kinder schon geboren hatten. Eine Situation ist mir noch besonders präsent: Ich stand am Gang und brach beim Anblick einer Mutter mit zwei Neugeborenen, die vorbeikam, in Tränen aus. Ein Arzt kam vorbei, fragte mich, glaube ich, was los wäre. Ich gab ihm mein »Dossier« (warum ich das mit hatte, weiß ich nicht). Er warf einen Blick darauf, und verließ mich wortlos (hilflos!).

Gegen Mitternacht hatte ich furchtbare Schmerzen, trotz heftiger schmerzstillender Mittel, die ich immer wieder bekam. Ich bat, meinen Mann zu holen, was auch prompt erledigt wurde. Als er kam, waren die Schmerzen endgültig vorüber. In der

Früh, auf der Toilette, rutschte das Kind, in einer völlig intakten Fruchtblase, aus mir heraus. Ich war völlig fertig und läutete nach der Schwester. Wieder hilfloses, fast peinliches Schweigen. Ich habe mein Kind nie wieder gesehen. Mir wurde nicht angeboten, es zu sehen, oder ein Foto machen zu lassen. Dies bedauere ich heute zutiefst.

Es musste noch eine Kurettage gemacht werden, wobei ich freundlich behandelt wurde.

Kurze Zeit darauf bedankte ich mich schriftlich bei Prof. X. für die gute Betreuung.

Schon ein halbes Jahr später war mir klar, dass ich diesen Entscheidungsprozess und alles Drumherum wie ferngesteuert, oder eher in einem Stadium hochgradiger Regression in kindlich-autoritätshörige Zustände erlebt habe. Immer wieder nahm ich mir vor, dem behandelnden Arzt nochmals zu schreiben, um ihm mitzuteilen, dass da von echter Entscheidung keine Rede gewesen und vieles falsch gelaufen war!

Ich erkannte bald, dass ich mit entsprechender Stütze vielleicht anders reagiert und mich für ein Abwarten entschieden hätte. Ich hätte zwei Wochen Zeit und häufige Gespräche mit einer außen stehenden, geschulten Ansprechperson gebraucht, um die Kraft und den Mut zu finden, für mich ganz stimmig zu entscheiden.

Ich kann mit meiner Entscheidung gut leben. Aber dieses Kind ist immer in meinem Herzen präsent, und ich hätte es furchtbar gerne wenigstens kennen gelernt.

Ich hatte mir damals ausbedungen, den Obduktionsbericht zu bekommen. Er wurde mir kommentarlos postalisch übermittelt. Dieser war ein neuerlicher Schock für mich. Darin stand nämlich nichts über äußerlich erkennbare Fehlbildungen (außer einer Hasenscharte) und ich verfiel in Panik, es könnte eine falsch-positive Diagnose gewesen sein. Ich rief sofort Prof.

Y., den engsten Mitarbeiter von Prof. X, der der Vater eines ehemaligen Schülers von mir war, an. Er bedeutete mir, dass das so in Ordnung sei und warum äußerlich nichts zu erkennen war. Er überschüttete mich dann per Telefon mit Fakten und Risikostatistiken für mein Alter (ich war damals 36 Jahre alt) und entließ mich mit den Worten: »Nächstes Mal kommen Sie gleich, dann werden wir das schon machen«.

Einige Jahre später versuchten wir in diesem Wiener Krankenhaus anzufragen, was mit dem Kind damals geschehen sei. Wir hofften, dass es vielleicht noch irgendwo vorhanden wäre. Wir bekamen einen abschlägigen Brief. »Nicht mehr nachvollziehbar«.

Bei der nächsten Schwangerschaft wurde ich in Sachen Pränataldiagnostik nicht behelligt. Der Arzt drängte mich in keinster Weise, und ich wählte als Geburtsklinik Z. Diese Schwangerschaft war schon von Ängsten belastet, vor allem, da infolge einer teilweisen Placenta praevia[11] immer wieder z. T. heftige Blutungen auftraten. Besonders vor jedem Ultraschall war ich hochgradig nervös!
In Z. wurde ich gut betreut und PD-mäßig in Ruhe gelassen. Niemand vermittelte mir Ängste oder Gefahren. Da diese Geburt sehr langwierig war und schlussendlich mit einem Notkaiserschnitt endete, und vor allem, weil im Nebenraum ein Kind aufgrund eines zu spät durchgeführten Kaiserschnittes

---

[11] Unter Plazenta praevia versteht man eine tief liegende Plazenta (Mutterkuchen) vor dem inneren Muttermund. Eine Plazenta praevia liegt also dann vor, wenn der Mutterkuchen zu weit nach unten vorgelagert ist und (teilweise) den inneren Muttermund überlagert; damit ist die Gefahr der vorzeitigen Ablösung der Plazenta und mithin (lebensbedrohlicher) Blutungen verbunden.

verstarb, wählte ich für die dritte Geburt ein Wiener Krankenhaus mit angeschlossener Kinderklinik – ich war auf der Suche nach Sicherheit. Dort war das Thema Pränataldiagnostik omnipräsent, aber meinem Gefühl nach, was die Konsequenzen betrifft, reichlich tabuisiert.

Ich entschied mich lediglich für das Organscreening, auch aus Neugierde, wie da geredet und agiert wird. Es war großteils eine Suche nach Softmarkern für Chromosomenschäden. Mein Verweigern einer Amniozentese wurde allgemein akzeptiert. Um die Spontangeburt (nach dem Kaiserschnitt) musste ich kämpfen. Ich war, laut Patientenblatt, eine Hochrisikopatientin, obwohl ich mich überhaupt nicht so fühlte und vor allem beim dritten Kind wenig Ängste hatte – außer vor jeder US-Untersuchung!

Nach nunmehr zehn Jahren habe ich keinen Augenblick dieser Ereignisse vergessen. Ich sehe alles noch haargenau vor mir, die Orte, die Personen um mich herum, selbst an das Wetter kann ich mich erinnern (es war die ganze Zeit sonnig) und werde meine Gefühle und meine Befindlichkeit von damals sicher niemals vergessen.

Nicht ich als reife, mündige Person habe damals entschieden. Vielmehr waren es die Umstände – die ärztliche Umgebung, der ungeheure Schock, mein absoluter Ausnahmezustand –, die schlussendlich viel zu schnell eine Entscheidung herbeigeführt haben, mit der ich heute zwar leben kann, die in mir aber immer noch Traurigkeit hervorruft.

Ich habe das Gefühl, ich bin meinem Innersten damals nicht treu geblieben.

Völlig unbekümmert ging ich zu dieser Untersuchung

Katharina Gruber

Jahr der Durchführung: 1996
Verfahren: Organscreening
Ergebnis: auffällig

Mit 32 Jahren wurde ich zum ersten Mal schwanger, habe aber in der 10. Schwangerschaftswoche das Kind verloren. Dieser Fehlgeburt ging nur eine ärztliche Untersuchung voraus, bei der lediglich die Schwangerschaft festgestellt wurde. So habe ich erst in meiner zweiten Schwangerschaft mit 33 Jahren mehr Erfahrung mit PND gemacht.

Mein Mann und ich freuten uns sehr, dass ich wieder schwanger wurde. Durch die Fehlgeburt waren wir anfangs verunsichert und haben der ersten Untersuchung entgegengezittert. In der 9. Woche bin ich dann das erste Mal zum Arzt gegangen, um mir die Schwangerschaft bestätigen zu lassen. Nach Angaben des Arztes war alles bestens. Er konnte bereits den Herzschlag erkennen. Nachdem mir diesmal auch mein Körper viel deutlicher die Schwangerschaft signalisierte, wurden meine Ängste vor einer erneuten Fehlgeburt von Woche zu Woche weniger. Ich nahm die routinemäßig vorgeschriebenen Untersuchungen wahr. Bezüglich der Häufigkeit und der Art der Untersuchungen war mir von Anfang an wichtig: so wenig wie möglich und so viel wie unbedingt notwendig. Dabei habe ich mich an die Empfehlungen des Gynäkologen und des Mutter-Kind-Passes gehalten, um meine und die Gesundheit des Kindes nicht zu gefährden. Die Häufigkeit der Untersuchungen belief sich dabei im Jahr 1996 auf alle vier bis sechs Wochen. Mein Gynäkologe hat jedes Mal auch eine Ultraschalluntersuchung durchgeführt, wogegen ich nach Absprache mit ihm, ob das irgendwelche Nebenwirkungen haben könnte, nichts hatte. Ganz im Gegenteil: Gerade der Ultraschall, bei dem ich das Gedeihen unseres Kindes sehen konnte, hat die Freude auf unser Kind noch größer gemacht. In der 22. Woche habe ich mich im Krankenhaus für die Geburt angemeldet. Im Zuge dieser Anmeldung wurde ein Screening – ein spezieller Organultraschall – empfohlen. Mein Gynäkologe meinte, ich sollte dieses Screening – wenn es ohnedies gemacht wird – in einem PND-Zentrum machen lassen, weil sie dort die modernsten Geräte hätten. Völlig unbekümmert ging ich zu dieser Untersuchung, weil bisher keine Auffälligkeiten festgestellt wurden.

Das Screening ergab allerdings, dass bei unserem Kind die Nierenbecken extrem erweitert waren. Auf meine Frage, was das zu bedeuten hat, sagte mir die untersuchende Ärztin nur, dass diese Erweiterung auf einen Chromosomen-Schaden hindeuten kann. Mir wurde geraten, zur Abklärung eine Fruchtwasseruntersuchung machen zu lassen. Zu diesem Zeitpunkt spürte ich bereits die Bewegungen unseres Kindes. Völlig aufgelöst und verwirrt entschied ich mich vorerst gegen die Untersuchung, weil ich alles mit meinem Mann besprechen wollte und auch um die Risiken dieser Untersuchung Bescheid wusste. Plötzlich waren mein Mann und ich sehr konkret mit dem Thema Behinderung konfrontiert. Diese eine Untersuchung hatte bei mir eine große Verunsicherung ausgelöst. Mein Mann und ich standen vor der Entscheidung, ob wir das Risiko einer Fruchtwasseruntersuchung auf uns nehmen wollten. Nach langen Gesprächen war für uns klar, dass wir uns für das Kind entscheiden werden, was immer das bedeuten wird, und verzichteten auf die Fruchtwasseruntersuchung, weil uns bewusst war, dass wir dadurch das Kind zusätzlich gefährden würden.

Die nächste Zeit war für mich sehr bewegt. Ich versuchte immer wieder, in meinen Körper hineinzuhorchen und mit dem Kind Kontakt aufzunehmen. Behinderte Kinder, aber auch behinderte Erwachsene habe ich in dieser Zeit besonders stark wahrgenommen. Sie haben in mir immer wieder die Frage aufgeworfen, wie ich wohl mit einem behinderten Kind zurecht kommen würde. Mein Mann war mir in dieser Zeit eine große Stütze, weil er immer wieder artikuliert hat, dass wir es gemeinsam schaffen werden, was auch immer auf uns zukommt.

Von medizinischer Seite habe ich in dieser Zeit keine Unterstützung bekommen, außer, dass sie mir spezielle Untersuchungen angeboten haben, mit denen man gewisse Krankheiten feststellen könnte. Mir wurde aber mit jedem Tag klarer, dass ich mich jetzt nicht mehr gegen das Kind entscheiden konnte, und ich entschied mich gegen zusätzliches Risiko, die all diese Untersuchungen bedeutet hätten. Diese Entscheidung wurde zwar von den Ärzten akzeptiert, aber nicht wirklich verstanden. Die Bemerkung, dass es in unserer Zeit nicht mehr notwendig ist, ein behindertes Kind auf die Welt zu bringen, quittierte das Unverständnis.

Mein Gynäkologe versuchte mich bei den routinemäßigen Ultraschalls nur insofern zu beruhigen, als dass er immer wieder feststellte, dass es – abgesehen von der Nierenbeckenerweiterung – keine Auffälligkeiten gäbe.

Im letzten Drittel der Schwangerschaft bin ich trotz dieser Beunruhigung irgendwie zur Ruhe gekommen. Ich freute mich auf die Geburt und glaubte immer mehr zu spüren, dass es unserem Kind gut geht. Im Oktober 1996 kam nach einer normalen Geburt unser gesunder Jakob zur Welt. Erst als ich ihn in den Armen halten durfte und wir wussten, dass er gesund ist, habe ich gespürt, wie groß die Anspannung doch war und wie unendlich dankbar ich für seine Gesundheit war.

Nach Jakob haben wir noch zwei gesunde Kinder bekommen. Bei beiden Schwangerschaften verzichtete ich auf das Screening, weil mir bewusst wurde, dass Ungeborene durch diese genaue Untersuchung in Schemen gepresst werden, aus medizinischer Sicht Schlüsse gezogen oder zumindest Abweichungen festgestellt werden. Als Betroffene weiß ich, wie sehr Aussagen wie »für diese Schwangerschaftswoche zu klein« oder »… zu groß« verunsichern und Angst machen.

Aus meiner Sicht sind alle diese »genauen« Messungen für die restliche Schwangerschaft irrelevant! Gröbere Abweichungen, die vielleicht auch eine rasche Operation erfordern, werden ohnedies bei einem normalen Ultraschall festgestellt.

Meine eigentlichen Gefühle konnten wenig Platz finden
Nikolaus Gruber

Vorausgeschickt soll sein, dass wir vor der Geburt meines ersten Sohnes eine Fehlgeburt hatten. Dieses Erlebnis steht meines Erachtens auch in gewissem Zusammenhang dazu, wie man mit Pränataldiagnostik umgeht (Sorge/Ängste größer).

»Meine Geschichte«:
Der Tatsache, ein spezielles Ultraschallbild (Screening) machen zu lassen, blickte ich gelassen entgegen und sah es wertfrei. Ich wusste lediglich, dass es sich um eine besondere Untersuchung »zum Wohl des werdenden Kindes und/oder der Mutter« handelt. Über etwaige Konsequenzen und den tieferen Sinn des PND-Screenings wusste ich nichts und wurde auch von keiner Seite darüber aufgeklärt.

Als meine Frau mich im Büro anrief, um mir unter Tränen zu sagen, dass die Untersuchung eventuell auf eine problematische Entwicklung des Kindes hindeuten lässt, wurde ich sehr unruhig, konnte aber aufgrund des Bürostresses nicht einmal in gebotener Weise am Telefon reagieren. Abends besprachen wir unsere Ängste, wobei meine Rolle eher die des Trösters/Beschwichtigers war, um ein Gegengewicht in der Diskussion zu setzen.

Meine eigentlichen Gefühle konnten hier wenig Platz finden. Um einen kompetenten Rat einzuholen, riefen wir meinen Cousin an, der als erfahrener Gynäkologe die richtigen Worte für uns fand. Wir entschlossen uns gegen die angeblich alles klärende Fruchtwasseruntersuchung.

Ich selbst machte mir Wochen später etwas Luft, indem ich darüber schimpfte, dass wir im Vorfeld zu wenig über das Screening und dessen Konsequenzen aufgeklärt worden waren. Da wir nämlich ohnedies keine Abtreibung in Erwägung zogen, sei das ganze für uns eine sinnlose und lediglich nervenaufreibende Sache gewesen. Dabei bedachte ich natürlich nicht, dass bei derart früh diagnostizierten Krankheiten die Ärzte auch ganz andere Möglichkeiten haben, unmittelbar nach der Geburt eine wohl vorbereitete Operation durchführen zu können.

Rückblickend betrachtet, hat dieses Thema sicher einen sehr negativen Beigeschmack bei mir hinterlassen, und es überwiegt in mir nach wie vor die geäußerte Meinung. Wenn mich also jemand um meine Meinung dazu fragen würde, hier die Antwort: »Absolut sinnlos und nur dann ratsam, ein Organscreening zu machen, wenn eine Abtreibung in Frage kommt. Tipp: Diese Frage (und die Konsequenzen daraus) muss man sich allerdings als Ehepaar vorher stellen!!«

Für unsere weiteren Kinder hatten wir jedenfalls übereinstimmend beschlossen, keine Organ-Screenings mehr machen zu lassen.

Ich traute meinen Emotionen nicht mehr
Christa Jordan-Rudolf

Jahr der Inanspruchnahme von PND: 1999
Verfahren: US, AC
Ergebnis: auffällig; Befund: negativ

Schon beim ersten Termin bei meiner Gynäkologin – kurz nachdem mir bestätigt wurde, schwanger zu sein – wurde ich mit der Möglichkeit und Wichtigkeit einer Fruchtwasseruntersuchung konfrontiert. »Sie sind ja schon fünfunddreißig und gehören damit zu einer Risikogruppe – es wäre schon gut, abzuklären, ob mit dem Kind alles in Ordnung ist.« Zunächst habe ich mich sehr bestimmt und überzeugt gegen diese pränatale Untersuchung ausgesprochen. Dies wurde dann auch rot leuchtend im Mutter-Kind-Pass vermerkt. Schwanger zu sein war ein wunderbarer Zustand, den ich unter keinen Umständen pathologisieren wollte.

In den ersten Wochen ging es mir sehr gut; ich schwebte wie auf Wolken und freute mich auf das Kind. Dann – so ca. in der 9. Schwangerschaftswoche – kamen Blutungen, die nicht mehr aufhören wollten. Ich musste liegen, liegen, liegen; aber ich musste auch nicht mehr arbeiten. Trotz Blutungen ging es mir gut. Ich hatte weder Schmerzen, noch musste ich mich übergeben. Irgendwann wollte ich nicht mehr liegen und bin aufgestanden, da sind auch wie wundersam die Blutungen verschwunden.

So ca. in der 14. Schwangerschaftswoche wurde ich von meiner Frauenärztin zu einer Ultraschalluntersuchung in ein PND-Zentrum geschickt. Dort wurde mir mitgeteilt, dass mein Kind ein Golfballsyndrom hätte und die Häute, die bereits zusammmengewachsen sein sollten, noch nicht zusammengewachsen waren. Beides könnten Hinweise auf eine mögliche Behinderung des Kindes sein. »Werden Sie eine Fruchtwasseruntersuchung machen lassen?«, wurde ich dann gefragt. »Nein« war immer noch meine Antwort. Darauf folgte ein langer Vortrag über »Augenverschließen vor Tatsachen«, »Behinderungen von Kindern«, »Entscheidungen, die Frau (heißt nach dem Ergebnis) immer noch treffen kann« und »die Schwierigkeit, ein behindertes Kind zu erziehen«. Nicht gesagt wurde mir, welche Behinderungen eigentlich festgestellt werden können und welche Gefahren bei dem Eingriff für das Kind bestehen.

Völlig verunsichert kam ich nach Hause. Meine Klarheit war wie weggeblasen, ich traute meinen Emotionen nicht mehr, und das Schlimmste, ich konnte keine Verbindung zum Kind herstellen. In diesem Zustand habe ich mich dann sehr spontan zu einer Fruchtwasseruntersuchung entschieden. Sehr zur Verwunderung meines Mannes, der sich anfänglich sehr für diese Untersuchung ausgesprochen hatte. Für ihn hätte es von Beginn an mehr Sicherheit bedeutet – ein Leben mit einem behinderten Kind wäre für ihn nicht vorstellbar gewesen. Jedoch hat er, nach langen Diskussionen mit mir, schließlich meine Ablehnung akzeptiert.

Jetzt wollte ich die Fruchtwasseruntersuchung, weil ich nicht mehr wusste, was ich glauben sollte und wem ich vertrauen konnte.

Nur wenige Tage später hatte ich den Termin, zu dem mich mein Mann begleitete.

Die Untersuchung wurde in einem PND-Zentrum durchgeführt. Eine Tagesaufnahme war notwendig, da Frau nach dem Eingriff einige Stunden liegen muss.

Die Untersuchung selbst verlief komplikationslos und schmerzfrei – zu meinem Erstaunen völlig ohne Schmerzmittel oder Narkose. Vorher hatte ich große Angst davor; die Vorstellung eine lange Nadel in den Bauch, durch die Gebärmutter bis zum Kind gestochen zu bekommen, war sehr unangenehm. Auch der behandelnde Arzt sah nicht gerade vertrauenserweckend aus. Er wirkte so, als hätte er am Vortag ein wenig zu viel getrunken. Zudem war er von der Wichtigkeit einer Fruchtwasseruntersuchung weit weniger überzeugt als der Arzt bei der Ultraschalluntersuchung. Ich war wieder verwirrt.

Meinem Kind ging es nach dem Eingriff gut. Jetzt begann die lange Zeit – genau gesagt drei Wochen – des Wartens.

Es waren schreckliche Wochen für uns – einen Mann und mich. Zur Ablenkung sind wir auf Urlaub gefahren, aber die Gedanken waren immer nur beim Kind. Ein Hoffen und Bangen, aber auch die Überlegung: Was tun wir, wenn das Kind tatsächlich behindert wäre? Meine Überzeugung, es trotzdem auf die Welt zu bringen, und zu lernen, mit ihm zu leben, wurde immer größer. Vielleicht auch deshalb, weil ich erste vage Kindesbewegungen spürte, und ich mein Kind nicht mehr wegdenken konnte.

Drei Wochen später wieder zu Hause, war immer noch keine Post da. Das Warten war bereits unerträglich. So griff ich zum Hörer und erfuhr – das Schönste, das wir uns vorstellen konnten –, einen gesunden Buben zu erwarten.

Tobias ist heute 4 ½ Jahre; ein gesunder, wissbegieriger, aufgeweckter Bub, der sehr geliebt wird.

Aus heutiger Sicht und mit der Erfahrung von damals würde ich nie wieder eine Fruchtwasseruntersuchung durchführen lassen. Noch dazu war die sachliche Aufklärung sehr schlecht, was mir aber in der damaligen Situation nicht aufgefallen ist. Mit dem Abstand von heute betrachtet, hätte ich mir eine ausführliche, alle »Fürs« und »Widers« beachtende, und weniger Druck machende Beratung gewünscht, die letztlich aber die Entscheidung der Mutter oder der Eltern akzeptiert.

Vor der Fruchtwasseruntersuchung hatte ich große Angst

Sabine Remark

Jahr der Inanspruchnahme von PND: 2000
Verfahren: NF, AC
Ergebnis: unauffällig; Befund: positiv

Ich hatte schon zwei gesunde Kinder, als ich im 37. Lebensjahr noch einmal, wie erhofft, schwanger wurde.

Die ersten Monate verliefen komplikationslos, doch machte mich mein behandelnder Gynäkologe darauf aufmerksam, dass mein Kind aufgrund meines Alters ein erhöhtes Risiko für gewisse Syndrome, z.B. Morbus Down haben könnte. Diese Wahrscheinlichkeitsberechnungen waren mir nicht unbekannt, da ich aus einem paramedizinischen Beruf komme und mich schon seit Jahren immer wieder mit Behinderungen, deren Ursachen und Therapiemöglichkeiten auseinandergesetzt hatte. Das Risiko einer Fehlgeburt durch Komplikationen bei invasiven Untersuchungsmethoden wollte ich nicht eingehen, aber einer genauen Ultraschalluntersuchung gegenüber war ich nicht so abgeneigt.

So suchte ich einen mir empfohlenen Arzt auf, der sich im Rahmen seiner gynäkologischen Tätigkeit auf vorgeburtliche Diagnostik (so auch Nackenfaltenmessungen) spezialisiert hatte. Obwohl das Ergebnis, den Embryo betreffend, keinen auffälligen Befund ergab, wurde eine entzündliche Veränderung am Gebärmutterhals festgestellt. Mein Gynäkologe war zu dieser Zeit leider gerade auf Urlaub, wodurch ich mir bei dem Ultraschallspezialisten nach zwei Wochen noch einen PAP-

Test[12] abnehmen ließ, dessen Ergebnis nun noch schlechter war als das vorhergehende. Bei der Befundbesprechung drängte der anscheinend ob des schlechten Befundes mit den Tränen kämpfende Arzt auf eine Fruchtwasseruntersuchung. Die Begründung lautete sinngemäß: Da ich so ein Pechvogel sei, könnte ja auch mit dem Kind etwas nicht in Ordnung sein ... und dann würde man bei der unumgänglichen Operation natürlich sinnvollerweise nicht auf das Leben des Kindes, sondern nur auf mein Wohl achten. Eventuell würde man gleich die ganze Gebärmutter mitsamt Kind entfernen. Natürlich war ich nicht in der Lage, in diesem Moment einen genügend kühlen Kopf zu bewahren und ließ mich für einen Amniozentesetermin und einen kurz darauf geplanten OP-Termin »einteilen«.

Vor der Fruchtwasseruntersuchung hatte ich große Angst, vor allem, dass dem Kind dabei etwas zustoßen könnte. Nach langem Zögern begab ich mich zu der Untersuchung, die ohne Zwischenfälle verlief. Danach, auf dem Spitalsbett im Gang liegend, muss ich ein jämmerliches Bild abgegeben haben, da mich eine hausinterne Psychologin darauf drängte, bei ihr »mein Herz auszuschütten« – eine Aufforderung, die ich, von dieser fremden Person ausgesprochen, als Belastung empfand und der ich nicht nachkommen wollte.

Nach dieser, für mich seelisch qualvollen Untersuchung, kam ich sehr erschöpft nach Hause, wo ich eine schlaflose Nacht mit – wahrscheinlich durch die Aufregung ausgelösten – Kontraktionen verbrachte. Die folgenden Tage verbrachte ich mit dem Einholen von Auskünften bezüglich meiner so schnell schlechter gewordenen PAP-Werte, mit einer Biopsie (die der

---

[12] Der PAP-Test (zytologischer Abstrich) ist ein Bestandteil einer gynäkologischen (Vorsorge-)Untersuchung, der Krebs bzw. Krebsvorstufen am Gebärmutterhals erkennen lässt: Zellproben werden unter dem Mikroskop auf Zellen untersucht, die auf Krebsvorläuferstadien hinweisen.

Ultraschallspezialist mit der Begründung: »wer weiß, vielleicht streuen Sie dann was und dann ist alles zu spät – wir operieren gleich« zurückgewiesen hatte) und Pros und Kontras von Chirurgen, die sich zum Thema »Operation in der Schwangerschaft am Gebärmutterhals« äußerten. Ein Termin bei einem Spezialisten für Gebärmutterhalskrebs brachte dann Klarheit: Abwarten wäre die beste Lösung, da es sich unter Berücksichtigung des Biopsiebefundes höchstwahrscheinlich um eine Zellproliferation [Zellwucherung] im Rahmen der Schwangerschaft handeln musste, die sich aber bald bessern würde. Von einer Operation während der Schwangerschaft wurde mir von sämtlichen befragten Spezialisten (Pathologe, Chirurg, Gynäkologen) abgeraten, da das Risiko eines massiven Blutverlustes für mich Lebensgefahr bedeuten könnte und das Kind fast sicherlich abgehen würde. Ich sagte daraufhin den Operationstermin ab und beschloss unter Beratung des Krebsspezialisten, nun einmal zuzuwarten, mich möglichst gesund zu ernähren, Stress zu vermeiden und mein Immunsystem zu stützen.

Nun kam noch der Befund der Amniozentese. Dieser wurde mir – ich war gerade alleine zu Hause und seelisch noch immer sehr aufgewühlt – telefonisch mitgeteilt. Ich kann mich nicht mehr an den genauen Wortlaut erinnern, da alles schon ein paar Jahre zurückliegt, aber ich weiß noch genau, dass der Inhalt hieß: »… es handelt sich leider um ein XXY-Syndrom, das Kind hat somit eine Behinderung, und es wäre in Anbetracht meines schlechten Gesundheitszustandes von Vorteil für mich, das Kind abtreiben zu lassen (in diesem Stadium der Schwangerschaft hätte es sich um ein Totgebären gehandelt), da sich dann mein hormoneller Zustand verändern würde, was voraussichtlich zu einer Verbesserung des PAP-Wertes führen würde.« Ich war von den Aussagen des Arztes so bestürzt, dass ich ihm sagte, ich wolle dieses Kind auf jeden Fall austragen, und von ihm, da er mir bis jetzt lauter Hiobsbotschaften übermittelt hätte, nicht mehr kontaktiert werden.

Ich glaube, ich habe es sowohl der Unterstützung meiner Therapeutin, die mich durch diese schwere Zeit begleitete, als auch meinen Eltern und meiner eigenen Intuition und Hartnäckigkeit zu verdanken, dass ich in den nächsten 48 Stunden keine Kurzschlusshandlung begangen habe. Durch Internet-Recherchen und weitere Auskünfte hatte ich bald die wichtigsten Fakten über das XXY-Syndrom zusammengetragen und wollte nun von dem Labor, das meinen Amniozentesebefund erstellt hatte, den genauen Befund haben, da die Anzahl der überzähligen X den Schweregrad der Behinderung des Kindes determiniert. Beim Telefonat mit dem Labor stellte sich dann heraus, dass mein Befund kein XXY-Syndrom sondern ein XYY-Syndrom ergeben hatte, was heutzutage keinen pathologischen Befund mehr bedeute. Mit dem Hinweis, dass ich mich wohl »verhört« haben musste, und, dass ich im Falle einer Pathologie einen schriftlichen Befund nach Hause geschickt bekommen hätte, endete das Gespräch. Ein Genexperte und weitere Internetstunden klärten dann die letzten Fragen. Somit stand fest, dass zumindest mein Kind voraussichtlich gesund sein würde.

Als ich den Gynäkologen per Telefon zur Rede stellte, meinte er, es tue ihm leid, er habe den Irrtum dann ohnehin bemerkt (er hatte sich im Übereifer verlesen!) und wollte mich nicht mehr anrufen, da ich ihm gesagt hätte, er solle mich nicht mehr kontaktieren. Weiters sei er davon überzeugt, dass XYY auch eine Behinderung bedeute, und, dass er meinen Mut bewundere, so ein Kind austragen zu wollen. Andere Mütter hätten da anders entschieden. Die Sache mit dem PAP-Wert betrachte er auch noch nicht als ausgestanden.

Ich habe diesem »Experten«, der übrigens im Bereich der pränatalen Diagnostik sehr renommiert sein soll, vor der Geburt noch eine briefliche Mitteilung geschickt, doch nie darauf eine Antwort erhalten.

Meine Achtung vor solchen Vertretern seines Berufsstandes ist nun denkbar gering und meine Skepsis gegenüber PND noch größer als zuvor.

Ich hoffe, dass mein Bericht ein wenig dazu beitragen kann, dass dem befundenden Personal mehr Verantwortlichkeit abverlangt wird – im Prozess der Beratung von Schwangeren und im Diagnosefindungsprozess. ÄrztInnen müssen geschult werden, wie sie mit Schwangeren ein Beratungsgespräch führen sollen. Es muss auch Selbsterfahrungsmöglichkeiten für Beratende geben, damit sie eventuelle narzisstische Bedürfnisse gegenüber Patientinnen erkennen lernen und bei problematischen Fragestellungen sensibel mit dem Gegenüber umgehen lernen.

Natürlich setze ich voraus, dass im PND-Prozess Beratende profunde Kenntnisse der möglichen Syndrome haben, was offensichtlich noch immer nicht der Fall ist. Sie sollten auch lernen, ihre eigenen Ängste für sich zu behalten, sonst werden sie – die eigenen Ängste auf die Schwangere übertragend – ihr Entscheidungen aufdrängen. Es geht ja darum, gemeinsam mit ihr Lösungsmöglichkeiten und unterschiedliche Zukunftsoptionen zu suchen, zum Beispiel: Wäre es prinzipiell und auch innerhalb der bestehenden Partnerschaft möglich, sich ein Leben mit einem voraussichtlich behinderten Kind vorzustellen; welche Therapiemöglichkeiten gäbe es bei dieser vermuteten Behinderung etc. Wenn genau ausgelotet wurde, was für die Schwangere (und die Partnerschaft oder schon vorhandene Familie) zumutbar und gangbar ist, dann erst sollten schwerwiegende Entscheidungen wie Abtreiben oder Austragen eines voraussichtlich behinderten Kindes gefällt werden – wobei in jedem Fall begleitende Therapieangebote sinnvoll wären.

Ich war innerlich tot
Marion Mayer

Jahr der Inanspruchnahme von PND: 2001
Verfahren: US, Plazentapunktion, AC
Ergebnis: auffällig; Befund: positiv

Ich habe mich dazu entschlossen, meinen Bericht handschriftlich zu verfassen, weil dieses Thema sehr persönlich ist und ich es nicht einfach so dahintippen möchte. Mir fällt es so leichter.

Mein Name ist Marion Mayer, und ich war zu Beginn meiner Schwangerschaft 23 Jahre alt. Es war meine erste Schwangerschaft, sie war sehr erwünscht und eigentlich auch geplant. Nach dem Motto: »Wenn´s passiert, dann passiert's.« Wir haben uns sehr auf dieses Kind gefreut und unsere Familien natürlich auch.

Während der Schwangerschaft wurde ich immer wieder gefragt, ob ich schon etwas für das Baby gekauft habe. Ich habe es nicht gemacht. Ich habe mir vorgenommen, kurz vor der Geburt eine Grundausstattung zu kaufen, und erst wenn das Kind da ist, alles andere. Wenn ich ehrlich bin, muss ich zugeben, dass ich etwas unsicher war, ob mit dem Kind auch wirklich alles in Ordnung ist. Durch mein Sonder- und Heilpädagogikstudium habe ich natürlich gewusst, was alles möglich ist, welche Krankheiten und Behinderungen es gibt. Natürlich habe ich auch – rein theoretisch – über pränatale Diagnostik Bescheid gewusst. Ich habe die verschiedenen Methoden gekannt und was man damit alles feststellen kann. Ich denke, man geht ruhiger und unbeschwerter in eine Schwangerschaft, wenn man weniger über solche Dinge weiß.

Bis Anfang 6. Monat war alles in Ordnung, d.h. bis dahin gab es noch keine Auffälligkeiten. Meine Frauenärztin hat vorher schon einmal gemeint, dass das Baby etwas zu klein wäre, so ca. um zwei Wochen. Zuerst hat sie das allerdings darauf geschoben, dass es immer wieder Größenunterschiede zwischen Ungeborenen gäbe, und dass es auch bei der Vermessung des Ungeborenen per Ultraschall Ungenauigkeiten gäbe. Trotzdem war ich schon damals sehr beunruhigt.

Mitte des 6. Schwangerschaftsmonats war mein Baby aber schon viel zu klein, um ca. vier bis fünf Wochen. Daraufhin hat meine Frauenärztin mich ins Krankenhaus überwiesen, um das Kind per Ultraschall genauer zu untersuchen, da das Krankenhaus die besseren Ultraschallgeräte hat. Nachdem ich zweimal zur Untersuchung dort war, hat der untersuchende Arzt gemeint, dass das Kind eben zu klein wäre. Es gäbe halt auch kleinere Kinder. Er hat keine Auffälligkeiten gefunden.

Meine Frauenärztin hat mich daraufhin in ein PND-Zentrum überwiesen, weil es natürlich nicht normal ist, dass ein Ungeborenes grundlos um so vieles kleiner ist als andere Babys desselben Schwangerschaftsmonats. Von da an hat für meinen Freund und mich eine schlimme, anstrengende, aufregende, nervenaufreibende und schlussendlich traurige Zeit begonnen.

Meine erste Untersuchung im PND-Zentrum hatte ich am 2. Juli 2001, zu diesem Zeitpunkt war ich bereits 24 Jahre alt. Wir mussten an diesem Tag natürlich sehr früh aufstehen, da wir ja von unserer Stadt aus dorthin fahren mussten. Angekommen im Krankenhaus, mussten wir uns anmelden, und dann haben wir über zwei Stunden auf die Untersuchung gewartet. Ich habe mir vorher nicht vorstellen können, wie viele andere Paare auch davon betroffen sind, dass mit ihrem Ungeborenen etwas nicht in Ordnung ist. Dort waren junge und ältere Paare. Viele sind lachend aus dem Untersuchungszimmer gekommen, viele leider auch weinend. Da habe ich gesehen, dass ich nicht alleine bin. Vorher bin ich mir vorgekommen, als wäre ich die Einzige, die betroffen ist.

Bei meiner ersten Untersuchung habe ich erzählt, warum ich gekommen bin. Rechnerisch war ich damals in der 29. Woche schwanger. Die Ultraschalluntersuchung wurde durchgeführt von einer jungen MTA. Ich muss sagen, die war sehr sehr nett und hat sich sehr um mich bemüht. Die Ultraschalluntersuchung hat zwar sehr lange gedauert, es wurde aber auch alles x-mal nachgemessen und ganz genau angesehen. Wir haben auch erfahren, dass unser Baby ein Junge ist. Die Untersuchungen haben ergeben, dass die gemessenen Daten der 24./25. SSW entsprechen. Es wurden aber auch eine auffällige Gehirnstruktur und ein Herzfehler entdeckt. Für den nächsten Tag wurde eine chromosomale Abklärung, d.h. Plazentapunktion und Amniozentese, vereinbart.

Am nächsten Tag, dem 3. Juli 2001, wurden Amniozentese und Plazentapunktion durchgeführt. Zuerst wurde die Haut mit einer Flüssigkeit betäubt. Danach bekam ich eine Spritze, damit die darunter liegende Fettschicht ebenfalls betäubt ist. Zuerst wurde die Plazentapunktion durchgeführt. Entgegen vieler Aussagen, die ich gelesen oder gehört habe, kann ich nur sagen, dass das sehr schmerzhaft ist. Ich hatte nicht damit gerechnet, dass es so sehr weh tut. Die Amniozentese war dagegen eine Kleinigkeit. Natürlich musste ich die folgende Nacht im Krankenhaus verbringen, weil es die Möglichkeit von Komplikationen nach solchen Eingriffen gibt. Daher musste ich auch vor den Eingriffen unterschreiben, dass ich aufgeklärt wurde, dass es zu Komplikationen, z. B. vorzeitigem Blasensprung usw., kommen kann. Sowohl die Chromosomenanalyse aus den Plazentazotten als auch der pränatale Schnelltest nach der Fruchtwasserpunktion, mit dem die Chromosomen X, Y, 13, 18 und 21 untersucht werden, zeigten keinen Hinweis auf eine numerische Chromosomenstörung. Aus der Amnionzellkultur konnte kein Befund erstellt werden – »kein Wachstum«.[13]

Am 7. Juli wurde eine Kernspinresonanztomographie[14] gemacht. Das war sehr anstrengend. Man hatte mir gesagt, dass es nicht lange dauern würde. Im Endeffekt hat es ca. eine ¾ Stunde gedauert. In dieser Zeit musste ich auf dem Rücken liegen und durfte mich nicht bewegen. Am Ende hatte ich die ärg-

---

[13] Obwohl seit einigen Jahren mit dem sog. »pränatalen Schnelltest« eine neue Technik zur Verfügung steht – die FISH-Technik (Fluoreszens-in-situ-Hybridisierung) –, wird nach der Fruchtwasseruntersuchung nach wie vor standardmäßig die klassische zytogenetische Methode zur Bestimmung des Chromsomensatzes angewandt. Der wesentliche Vorteil der FISH-Technik gegenüber der klassischen zytogenetischen Technik besteht darin, dass innerhalb von 24 Stunden der Befund vorliegt. Während beim pränatalen Schnelltest jedoch ausschließlich numerische Chromosomen-Veränderungen beim Fötus diagnostiziert werden können – z.B. Trisomie 13, 18, 21 -, können mit der klassischen Zytogenetik alle mikroskopisch sichtbaren numerischen und strukturellen Veränderungen des Chromosomensatzes labormedizinisch nachgewiesen werden. Bei unbestimmten Syndromverdachtsdiagnosen kommt daher auf jeden Fall die klassische Chromosomenanalyse nach Langzeitkultivierung zum Einsatz. In sehr seltenen Fällen kann es vorkommen, dass das Wachstum der aus dem Fruchtwasser gewonnen kindlichen Zellen zur Gänze ausbleibt und Zellen daher nicht untersucht werden können.

[14] Die Kernspinresonanztomographie – auch Magnetresonanztomographie – dient u.a. zur Darstellung und teilweise zur Unterscheidung gut- oder bösartiger Tumoren oder krankhafter Prozesse in Gehirn und Rückenmark. Die funktionelle Kernspintomographie ist ein Untersuchungsverfahren zur Erzeugung von Hirnstrombildern, sie ermöglicht u.a. die differenzierte Beurteilung des fetalen Gehirns; d.h. es können Verletzungen des Gehirns nachgewiesen und bestimmte Defekte frühzeitig und deutlich sichtbar gemacht werden.

sten Rückenschmerzen meines Lebens. In dieser Untersuchung wurde eine »semilobare Holoprosenzephalie« [Gehirnfehlbildung] diagnostiziert. Als man mir erklärt hat, was das bedeutet, habe ich das erste Mal mit Sicherheit gewusst, dass dieses Kind keine Chance hat. Dieses Ergebnis hat man meinem Freund und mir am 11. Juli mitgeteilt. An diesem Tag wurde die obligatorische Ultraschalluntersuchung und auch noch eine 3-D-Sonographie durchgeführt. Da habe ich gesehen, dass das Gesicht meines Kindes nicht »normal« aussieht. In dem Raum, in dem diese Untersuchung vorgenommen wurde, hingen an den Wänden 3-D-Sonographiebilder anderer Babys. Ich habe gesehen, dass meines »anders« ausgesehen hat, dazu muss man kein Arzt sein. Ab diesem Punkt nimmt meine Geschichte einen anderen Verlauf als die anderer betroffener Paare, denke ich zumindest.

Ich hatte schon bemerkt, dass es den Ärzten nicht leicht fiel, mir zu sagen, was mit meinem Kind los ist. Jeden Tag, den ich dort war, wurden die Diagnosen schlimmer. An diesem Tag wurde ich von den Ärzten gefragt, ob ich über einen Schwangerschaftsabbruch nachgedacht hätte, falls schon am Beginn der Schwangerschaft all das festgestanden wäre. Ich war fertig, ich konnte gar nicht über diese Frage nachdenken. Mir wurde gesagt, dass es auch für mich noch die Möglichkeit eines Abbruchs gäbe, allerdings nicht in Österreich.

Mein Freund und ich haben darüber gesprochen. Meine Gefühle waren aber wie taub. Ich konnte nicht darüber nachdenken, ich konnte nicht darüber sprechen, was ich davon halte, d.h. ob ich das will oder nicht, und ich konnte nicht richtig weinen. Ich denke, ich stand unter Schock. Ich hatte all diese Strapazen, Untersuchungen und Schmerzen über mich ergehen lassen und nun das. Ich hatte das Gefühl, dass alles umsonst gewesen ist. Ich habe gewusst, dass, wenn das Baby zur Welt kommen würde, es nicht lange zu leben hätte und es die meiste Zeit seines kurzen Lebens im Krankenhaus verbringen müsste. Unsere Familien sagten, sie würden hinter uns stehen, falls wir uns für einen Abbruch der Schwangerschaft entschließen würden. Aber ich habe schon gemerkt, dass sie alle für einen Abbruch waren. Niemand hat gesagt, dass wir es nicht tun sollten.

Am 23. Juli (33. SSW) hat ein Arzt uns darüber informiert, wie ein später Abbruch in London durchgeführt wird. Eine sehr nette Ärztin hat uns erklärt, welche Probleme unser Kind aufgrund seiner Gehirn- und Herzfehlbildungen haben würde. Schlussendlich haben wir uns zu diesem Schritt entschieden, obwohl ich nicht wirklich klar und deutlich dazu »ja« sagen konnte. Ich bin nicht zu 100% dahinter gestanden. Ich habe nur darauf gewartet, dass irgendjemand sagt, ich solle es nicht machen. Aber das ist nicht passiert. Ich hätte mehr Zeit gebraucht, darüber nachzudenken, aber die hatte ich nicht. Eine Entscheidung musste schnell getroffen werden, da ich ja bereits in der 33. SSW war.

Also haben wir uns mit der Klinik in London per Telefon und Fax in Verbindung gesetzt. Am 24. Juli haben wir die Klinik zum ersten Mal kontaktiert und für den 30. Juli wurden wir schon hinbestellt. Natürlich mussten wir vorher alle Befunde faxen, denn es müssen wirklich schwer wiegende Gründe vorliegen, damit dieser Eingriff vorgenommen wird. Vom PND-Zentrum habe ich die Adressen von Frauen bekommen, die ebenfalls in dieser Klinik waren. Mit einer der beiden habe ich mich in Verbindung gesetzt. Das hat mir sehr geholfen. Sie hat mir erzählt, was dort passiert, wie alles abläuft, das hat mir ein wenig die Angst genommen. Sie war damals die Einzige, die wirklich gewusst hat, wie es mir gegangen ist. Ich bin ihr heute noch dankbar für ihre Hilfe.

Am 29. Juli sind wir nach London geflogen. Für diese Nacht mussten wir uns ein Zimmer suchen, da wir erst am nächsten Tag den Termin hatten. Früh am nächsten Morgen sind wir dann ins Krankenhaus gefahren. Es ist ein relativ altes Gebäude, aber mit den modernsten Geräten, d.h. Ultraschall usw. ausgestattet, die ich bis dahin gesehen hatte. Zuerst wurde ich ca. 1 ½ Stunden per Ultraschall untersucht. Mein Baby wurde gemessen, alle Fehlbildungen wurden angesehen. Ich musste meine Krankengeschichte erzählen. Zum Glück war auch ein Arzt aus Österreich dort, der zu diesem Zeitpunkt in dieser Klinik gearbeitet hat. Es fällt natürlich viel leichter, so eine heikle Geschichte in der eigenen Sprache zu erzählen. Erst als dieses Gespräch geführt war und die Ultraschallaufnahmen gemacht waren, wurde entschieden, dass der Abbruch gemacht wird.

Über den Abbruch selbst kann ich nicht viel schreiben. Ich habe nicht zugesehen. Ich weiß nur, dass es sehr schnell gegangen ist. Danach konnten wir uns in einen Raum setzen, wo wir eine Weile warten mussten. Erst da wurde mir klar, was ich gemacht hatte, und dass mein Kind jetzt nicht mehr lebt. Danach wurde noch einmal eine Ultraschalluntersuchung gemacht, um zu sehen, ob das Herz aufgehört hat zu schlagen. Das war sehr schlimm für mich. Zum ersten Mal habe ich auf dem Bildschirm das Herz meines Kindes nicht mehr schlagen gesehen. Ich musste noch die Abtreibungspille nehmen, damit die Plazenta zu arbeiten aufhört und damit die Wehen einsetzen.

Von der Klinik aus wurde uns ein Zimmer zur Verfügung gestellt, denn wir mussten erst wieder am 1. August in die Klinik. Am Abend des 31. Juli hatte ich schon leichte Schmerzen. Am Vormittag des 1. August sind wir wieder in die Klinik gefahren. Zu der Zeit hatte ich schon richtige Wehen. Es ist alles sehr schnell gegangen. Zuerst wollte ich keine PDA[15]. Als ich

---

[15] Durch eine Peridualanästhesie (PDA) wird der Unterkörper vom

doch eine wollte, war es schon zu spät, weil die Geburt sehr schnell verlaufen ist.

Um 13:55 Uhr (14:55 Uhr unserer Zeit) ist mein Sohn zur Welt gekommen. Die Hebammen (am Anfang war es nur eine, bei der tatsächlichen Geburt dann zwei) haben mich und meinen Freund sofort gefragt, ob wir ihn halten wollten. Als wir nein gesagt haben, haben sie sehr erstaunt geschaut, als könnten sie das gar nicht verstehen. Mein Freund hat von Anfang an gesagt, dass er sein Kind nicht sehen will. Ich allerdings habe schon immer gesagt, dass ich mein Baby sehen will. Ich wollte nach der Geburt nur einfach meine Ruhe haben, ich war erschöpft und sehr, sehr müde.

Wenig später ist ein Pfarrer zu uns gekommen und hat auf unseren Wunsch hin unser Kind getauft. Wir haben ihm den Namen »David« gegeben.

In dieser Klinik hat auch eine österreichische Hebamme gearbeitet, die schon seit über 30 Jahren in London lebt. Mit ihr konnten wir wichtige Dinge besprechen. Wir haben uns für eine Obduktion ausgesprochen. Wir haben zugestimmt, dass die Ärzte Gewebe für Forschungszwecke entnehmen dürfen. Von meinem Freund und mir wurde Blut entnommen, um zu sehen, ob einer von uns für die Chromosomenanomalien »verantwortlich« war. Mir wurde der Wunsch erfüllt, dass ich meinen Sohn am nächsten Tag sehen konnte.

Der nächste Tag war der 2. August und die Österreicherin und eine Hebamme haben mir mein Kind gebracht. David war hübsch angezogen und lag in einem Korbbettchen. Er sah »anders« aus. Ich muss zugeben, ich hab einen kleinen Schreck be-

---

Rippenbogen bis zum Steißbein schmerzunempfindlich gemacht, wodurch die Geburt als schmerzfrei erlebt werden kann. Die Wehentätigkeit verlangsamt sich, und die gebärende Frau kann – mit dem gefühllos gewordenen Unterleib – nicht mehr aktiv mitpressen, wodurch sich die Geburt verlängert.

kommen. Ich habe mein Baby fast eine Stunde lang gehalten und konnte ihn mir genau ansehen. Ich bin froh, dass ich diese Möglichkeit hatte. Ich hätte es mein Leben lang bereut, wenn ich ihn mir nicht angesehen hätte.

Ich habe sogar Fotos von meinem Sohn. Ich sehe sie mir oft an. Ich muss auch jetzt noch oft weinen. Oft denke ich, dass ich die falsche Entscheidung getroffen habe. Wenn er nur ein paar Wochen gelebt hätte, hätte er wenigstens gelebt. Andererseits weiß ich, dass ich es nicht ertragen hätte, wenn ich ihn eines Tages tot in seinem Bettchen gefunden hätte.

Als ich zum ersten Mal gehört habe, dass mit meinem Kind etwas nicht in Ordnung ist, und ich die Überweisung ins PND-Zentrum bekommen habe, habe ich sofort gefühlt, dass es sehr schlimm um unser Baby steht. Ich bin aber auch der Mensch, der immer das Schlimmste annimmt und sich dann freut, wenn es nicht ganz so schlimm kommt. In diesem Fall habe ich aber gewusst, dass es nicht gut ausgehen würde.

Jeden Tag im PND-Zentrum gab es neue schlimme Nachricht. Ich war in dieser Zeit unfähig, irgendwelche Gefühle zu empfinden. Ich war innerlich tot. Ich habe alles gehört, was die Ärzte mir erzählt haben, aber ich habe nicht alles registriert. Ich konnte nicht glauben, dass das Kind, das sich in mir bewegt, so krank sein sollte. Ich konnte nicht glauben, dass es nicht leben durfte. Für mich war immer klar, dass ich ein behindertes Kind genauso lieben würde, als wäre es nicht behindert. Aber mit der Nachricht, dass mein Kind todkrank sein würde, konnte ich nicht umgehen. Ich habe zwar immer mit dem Schlimmsten gerechnet, aber ich habe nicht erwartet, dass es so schlimm kommen würde.

Rein medizinisch haben mir die Ärzte alles sehr gut erklärt. Haben alle Fragen beantwortet. Psychisch wurde mir nicht geholfen. Es wurde mir auch keine Hilfe angeboten. Ich hatte eigentlich erwartet, dass sie mir sagen, wohin ich mich wenden könnte. Ich hatte den Eindruck, dass sie etwas hilflos waren. Damit meine ich, dass sie nicht genau wussten, wie sie mit uns umgehen sollten. Sie waren sehr betroffen, das habe ich gemerkt. Ich verstehe natürlich, dass sie sich nicht mit jedem Schicksal persönlich belasten können. Aber ich hätte, wie schon erwähnt, nur erwartet, dass sie mir sagen, woher ich mir Hilfe holen kann.

Ich habe nur eine Telefonnummer bekommen, unter der ich mich für genetische Beratung anmelden kann.

Erwähnen möchte ich aber eine sehr nette Ärztin, die sehr einfühlsam mit mir gesprochen hat. Sie hat mir erklärt, welche Schwierigkeiten unser Kind auf Grund seiner Behinderung haben würde. Sie hat Verständnis für meine Entscheidung gezeigt. Eigentlich haben alle Ärzte und medizinisches Personal Verständnis gezeigt. Ich habe mich nicht gedrängt gefühlt, diese Entscheidung zu treffen. Rein medizinisch habe ich mich ganz gut aufgeklärt gefühlt. Man hat mir sicher nicht alles bis ins kleinste Detail erklärt. Ehrlich gesagt, hätte ich damals auch nicht die Nerven dazu gehabt. Es hat mir genügt, was ich gehört und mitgemacht habe.

Ich habe mich allerdings, nachdem alles vorbei war, genau informiert, via Internet und medizinischer Bücher. Mein Kind hatte übrigens Trisomie 9 und Ringchromosom 13. Nachdem ich viel darüber gelesen hatte, war ich mir sicher, dass ich mit der Verpflegung meines Kindes, damit meine ich vor allem die medizinische Betreuung, nicht zurecht gekommen wäre. Mein Kind hätte ganztägige Betreuung gebraucht, Operationen und hätte dann doch nicht lange zu leben gehabt. Ich habe mir gedacht, dass, wenn ich schon meinem Kind nicht helfen kann, ich wenigstens auf mich schauen muss. Auch ein Grund, warum ich letztendlich diese Entscheidung getroffen habe.

Trotzdem habe ich manchmal Zweifel. Richtig weinen konnte ich erst, als alles vorbei war. Ich hatte Schwangerschaft und Geburt durchgemacht, hatte aber kein Kind. Ich kann mich auch heute, fast drei Jahre danach, noch nicht mit anderen, die schwanger sind, mitfreuen.

Ich habe mir schon oft überlegt, ob ich mir nicht psychologische Hilfe hole. Es geht mir zwar immer besser, aber trotzdem habe ich immer wieder Tiefs, z. B. an jedem 1. August oder jedes Jahr zum errechneten Geburtstermin, dem 15. September.

Offiziell haben wir gesagt, dass ich eine Totgeburt hatte. Nur die Familie weiß die Wahrheit. Ich will mich, nach allem, was ich durchgemacht habe, nicht auch noch erklären müssen. Sicher würden nicht viele meine Entscheidung verstehen. Ich hätte auch nie gedacht, dass ich so etwas einmal machen würde. Wahrscheinlich hätte ich andere Frauen sogar dafür verurteilt und kein Verständnis dafür gezeigt.

Ich habe dazu gelernt. Frauen, die sich für einen späten Abbruch entscheiden, sind keine Unmenschen. Man fällt diese Entscheidung nicht einfach so. Es ist schwer, sich gegen ein Kind zu entscheiden, das man schon monatelang in sich gespürt hat und das eigentlich schon lebensfähig wäre.

Ich habe nie an der Entscheidung gezweifelt

Bernhard Müller

Vorbemerkung

Ich, Marion, möchte zuerst erklären, dass mir mein Freund Bernhard aufgetragen hat, diesen Bericht zu schreiben. Er hat sich zwar bereit erklärt, seine Erfahrungen mitzuteilen, wollte diese aber nicht selbst niederschreiben. Gründe dafür konnte er mir nicht nennen. Ich werde ihn in seinen Antworten nicht beeinflussen und seine Angaben bloß aufschreiben.

Mein Name ist Bernhard Müller, und ich war zu Beginn der Schwangerschaft 23 Jahre, zur Zeit der pränatalen Diagnostik 24 Jahre alt. Von der Ausbildung her habe ich meinen Abschluss in einer Höheren Bildungsanstalt für wirtschaftliche Berufe gemacht. Ich arbeite jedoch nicht im Koch-Kellner-Beruf, sondern als Arbeiter in einer Gummitechnikfirma.

Vorwissen über Behinderung oder Menschen mit Behinderung habe ich nicht. Selbst habe ich keine Erfahrung. Ich kenne Berichte darüber nur aus dem TV, oder wenn andere darüber gesprochen haben. Überhaupt kein Vorwissen hatte ich über PND. Das war alles total neu für mich. Ich hatte keine Ahnung, was auf diesem Gebiet alles möglich ist.

Der Anlass für die PND war die Aussage der Frauenärztin, dass mit dem Kind etwas nicht in Ordnung ist. Das war ein Schock. Bis dahin schien alles in Ordnung zu sein. Zuerst hat sie uns ins Krankenhaus geschickt. Wir waren zwei Mal dort, aber der untersuchende Arzt hat nichts bemerkt.

Danach hat sie uns in ein PND-Zentrum geschickt. Von diesem Zentrum war ich sehr enttäuscht. Es hat immer nur geheißen »Verdacht auf …«. Nie etwas Konkretes. Ich hatte den Eindruck, dass die Ärzte gar nicht richtig wussten, was eigentlich los war.

Bei der ersten Untersuchung am 2. Juli 2001 wurde nur Ultraschall gemacht. Da haben wir auch nichts Neues erfahren. Nur, dass das Kind zu klein ist. Diesen Ultraschall hat die MTA gemacht. Sie war sehr nett und sehr kompetent. Bei der zweiten Untersuchung am 3. Juli 2001 wurden neben Ultraschall auch die Fruchtwasserentnahme und die Plazentapunktion gemacht. Das war ein sehr schlimmer Tag, weil ich sehen musste, wie weh sie meiner Freundin getan haben. Sie musste über Nacht im Krankenhaus bleiben. Ich wäre auch am liebsten dort geblieben. Sie hat mich aber nach Hause geschickt, weil ich eh nichts machen konnte. Ich sollte mich wenigstens ausschlafen. Ich habe natürlich die ganze Nacht nicht geschlafen. Ich war total daneben, konnte nichts machen und musste nur zusehen. Auch bei diesen zwei Untersuchungen ist nichts herausgekommen.

Bei der Magnetresonanztomographie mussten wir sehr lange warten, aber danach hatten wir endlich einmal ein Ergebnis. Ein gewisser Dr. X. hat einen 3D-Ultraschall gemacht. Ich hatte den Eindruck, dass er davon keine Ahnung hatte. Er hatte gemeint, dass mit den Händen und Füßen alles in Ordnung sei. In Wahrheit hatte unser Kind an jedem Fuß nur je vier Zehen. Ein Arzt sollte doch wenigstens bis fünf zählen können.

Dr. A. hat zwar nie viel gesagt, aber was er gesagt hat, hat immer gepasst. Sehr warm kann man mit ihm nicht werden, aber er ist wenigstens kompetent. Er hat uns auch auf London hingewiesen. Hat ehrlich gesagt, was Sache ist, d.h., dass es um unser Kind sehr schlecht aussieht. Er hat uns an Dr. Z. verwiesen, der uns alles über London erzählt hat. Dr. Y. war sehr kompetent, nett und einfühlsam. Im Großen und Ganzen bin ich von diesem Zentrum enttäuscht. Sie haben eigentlich nicht gewusst, warum mit unserem Kind etwas nicht stimmt.

In London war es genau das Gegenteil. Dort waren alle sehr kompetent. Haben schnell herausgefunden, was nicht stimmt und warum. Ich war sofort zu 100% für London, weil die Aussichten sowieso hoffnungslos waren. Ich habe nie an der Entscheidung gezweifelt.

In der ganzen Zeit ist es mir »beschissen« gegangen. Ich hatte die gleichen Ängste und Gefühle wie meine Freundin, nur dass ich die Untersuchungen nicht über mich ergehen lassen musste und dass ich die Schmerzen nicht hatte. Psychologische

Hilfe haben wir nicht angeboten bekommen. Hätte ich auch nicht angenommen. Ich will nicht darüber reden. Ich bin kein Mensch, der gerne über seine Gefühle spricht.

Ich habe mir auch die Fotos meines Kindes noch nicht angesehen.

Das hat mich dann wirklich beunruhigt
Romana Tatzgern

Jahr der Inanspruchnahme von PND: 2001/02
Verfahren: NF, AC
Ergebnis: unauffällig; Befund: negativ

Im Oktober 2001 bin ich kurz nach einem Jobwechsel ungeplant schwanger geworden. Ich selbst habe mir immer ein drittes Kind gewünscht, aber mein Mann war sehr dagegen. Also habe ich diesen Wunsch aufgegeben und mich mehr auf meine Karriere konzentriert. Als ich dann schwanger war, war ich zunächst entsetzt, mein Mann hingegen sofort erfreut. Es dauerte nur ein paar Tage, und ich hatte mich mit dieser ungeplanten Schwangerschaft angefreundet. Nach ca. zwei Wochen bekam ich leichte Blutungen und fuhr ins Krankenhaus. Es wurde festgestellt, dass ich ein Hämatom [Bluterguss] in der Gebärmutter hatte. Ob die Schwangerschaft halten würde, war ungewiss.

Ich war sehr traurig, denn ich fürchtete das Ende des Traumes vom dritten Kind. Mir wurde damals auch klar, dass ich in jedem Fall ein drittes Kind haben wollte. Gott sei Dank hielt die Schwangerschaft, und nach drei Wochen Schonzeit war alles OK.

Im Dezember 2001 wurde ich neben den üblichen Vorsorgeuntersuchungen zu einer Nackenfaltenmessung in ein Wiener Krankenhaus bestellt. Mein Gynäkologe ist dort tätig. Er nahm die Nackenfaltenmessung selbst vor. Eigentlich war das Ergebnis seiner Aussage nach in Ordnung. Dennoch machte er mich auf die Möglichkeit einer Fruchtwasseruntersuchung, auch wegen meines Alters [34 Jahre], aufmerksam. Er legte mir nahe, mir zu überlegen, eine solche Untersuchung zu machen. Ich glaube, er erklärte mir auch, wie dies gemacht wird, aber nicht die möglichen Folgen.

Ende Jänner 2002 ging ich schließlich zur Fruchtwasseruntersuchung in die Ambulanz des Krankenhauses. Mit meinem Mann hatte ich darüber nicht wirklich diskutiert, denn wir waren uns einig, dass ein behindertes Kind eine Katastrophe für uns wäre. Zuerst war mein Arzt leider verhindert und einer seiner Kollegen sollte die Untersuchung vornehmen. Das hat mich ein wenig beunruhigt. Außerdem schickte man mich in die Aufnahme. Dort wurde ein Formular zur Aufnahme im Krankenhaus ausgefüllt. Das hat mich dann wirklich beunruhigt. Ich wusste nicht, ob ich dann nach Hause gehen kann oder über Nacht bleiben muss. Außerdem wurde mir klar, dass anscheinend doch öfter Schwierigkeiten auftreten, sonst könnte man sich diese Vorgangsweise ja sparen.

Als ich dann aufgerufen wurde, kam der Kollege mit der Riesennadel und ich war ganz erstaunt, dass ich ohne Betäubung eigentlich nicht mehr gespürt habe als bei einer normalen Spritze. Auf dem Ultraschallbild wurde genau verfolgt, wo sich das Baby befindet. Als die Nadel schließlich auf dem Schirm zu sehen war, hat sich unser Baby richtig in die Ecke verdrückt. Ich bin sicher, dass es der Nadel ausgewichen ist. Ich bekam dann noch eine Spritze gegen mögliche Wehen und musste ca. eine Stunde im Warteraum sitzen bleiben – für den Fall, dass Komplikationen auftreten. Da es mir weiterhin gut ging, durfte ich nach Hause gehen. Allerdings musste ich zuerst einen Revers unterschreiben. Irgendwie hatten mich die äußeren Umstände dann doch ziemlich aufgeregt, und ich war den Tränen nahe. Ich habe kurz mit meinem Mann telefoniert, dass alles in Ordnung ist, und bin nach Hause gefahren. Anschließend durfte ich drei Tage keinen Verkehr haben und nicht schwer heben.

Jetzt begann die Zeit des Wartens. Mir wurde gesagt, dass ich in drei Wochen das Ergebnis haben würde. Im Endeffekt waren es gute vier Wochen, die mir ewig erschienen. Ich habe in dieser Zeit oft darüber nachgedacht, was ich im Falle eines schlechten Ergebnisses machen würde. Aus den ersten Wochen wusste ich, dass ich sehr, sehr traurig wäre, sollte die Schwangerschaft nicht klappen. Außerdem hatte ich ein berührendes Erlebnis an einem Sonntag im Park: Ich saß mit meinem Mann auf einer Bank. Ein ca. 2,5-jähriger entzückender Bub mit Down-Syndrom spielte genau vor unseren Augen. Er war so fröhlich und unbeschwert wie andere Kinder auch. Mir tat das Herz weh, bei dem Gedanken, vielleicht so ein entzückendes Kind absichtlich nicht zu wollen. Ich sagte auch zu meinem Mann: »Kannst Du Dir vorstellen, so ein liebes Kind umzubringen?« Er meinte darauf: »So habe ich das noch gar nicht gesehen.« Ich wusste, es würde eine schwierige Entscheidung werden, und ich hoffte, es musste keine geben. Während der Wartezeit wurde mir auch klar, dass eine Entscheidung in so einem Fall nicht mit dem Verstand zu lösen ist, denn da ist so viel Gefühl im Spiel, Zuneigung zu seinem ungeborenen Baby.

So war es dann auch. Nach über vier Wochen rief ich bei der zuständigen Stelle an und erhielt folgende Auskunft: »Es ist alles in Ordnung und, warten Sie – es ist ein Mädchen.« Ich wollte eigentlich gar nicht wissen, was es wird, und ich wurde auch nicht danach gefragt. Es war mir eigentlich auch gleich, obwohl ein Mädchen nach zwei Burschen schon eine tolle Überraschung war. Wieder ein paar Tage später erhielt ich den schriftlichen Befund, der eigentlich sehr inhaltslos war. Die paar Fachausdrücke konnte ich mit meinem Humangenetikbuch entschlüsseln. Bei der nächsten Untersuchung erklärte auch der Arzt den Befund, aber so lange hätte ich darauf nicht warten können.

Ich möchte noch anmerken, dass ich drei problemlose Schwangerschaften hatte und drei problemlose Geburten, wobei die letzte ein großes Geschenk war. Ich bin grundsätzlich eine Frohnatur, die sich nicht leicht unterkriegen lässt und die auch nicht leicht beunruhigt ist. Sollte ich noch einmal vor der Wahl stehen »Fruchtwasseruntersuchung ja oder nein«, mein Herz würde nein sagen, mein Verstand wahrscheinlich wieder ja.

Vielleicht war es auch nur die Angst
Gerald Tatzgern

Wir hatten bereits zwei Söhne mit sechs und acht Jahren. Grundsätzlich war für mich die Familienplanung damit abgeschlossen. Ich konnte zwar keine Erfahrungen mit einer Tochter vorweisen, doch die rationalen Überlegungen setzten sich durch.

Da ich in meiner Frau die Idealpartnerin sehe, führen wir eine ganz besondere Beziehung. Kein Tag wie der andere, kein Erlebnis wie das andere, und keine erotische Erfahrung wie die andere. Und so kam es ... eines Tages ... wir erlebten wieder einmal das, was sich viele Menschen nur wünschen können: Geborgenheit, Einfühlsamkeit ... Sofort danach hatten wir beide das Gefühl, dass das mehr war, als nur ein ... Es wurde mir warm und gleichzeitig kalt. Gedanken der Verantwortung übermannten mich. Uns war klar, wir sind nicht mehr lange »nur« zu viert in dieser Familie.

Als sich das bestätigte, begannen die notwendigen Planungen. Dazu gehörte es auch von meiner Seite, sich zum Thema Pränataldiagnostik zu informieren. Meine Frau hat auf diesem Gebiet großes Wissen, jedoch wollte ich mich unabhängig von ihr informieren: Befreundete Ärzte, Krankenschwester befragt, Bücher gelesen – dann wurde dieses Thema offen in unserer Beziehung besprochen.

Da ich in meinem Beruf stets gelernt habe, ein »Sicherheitsnetz« aufzubauen, suchte ich auf diese Weise, ebenfalls ein solches Netz aufzubauen. Dazu kommt das Risiko, ein behindertes Kind zu bekommen.

Meine Frau und ich waren zu Beginn dieser Diskussion jeweils von einer neutralen Einstellung PND gegenüber ausgegangen. Sehr schnell zeigte sich, dass diese neutrale Einstellung in eine immer stärkere Befürwortung verschmolz. Vielleicht war ich die treibende Kraft, ein gewisses Sicherheitsnetz aufbauen zu wollen. Vielleicht war es auch nur die Angst – Angst davor, in einer Familie, deren Frau die entzückendste der Welt ist, deren Kinder die tollsten Burschen der Welt sind, ein Kind zu bekommen, das man um so mehr lieben muss, weil man es möchte und weil vielleicht ein behindertes Kind diese Familie völlig aus der Bahn werfen könnte.

Eine starke Frau – meine Frau – entschloss sich dann, diese Untersuchungen machen zu lassen.

Umso schöner war es, nach Übermittlung des Untersuchungsergebnisses zu wissen, dass wir eine Tochter bekommmen. Die Aufregung legte sich zusehends. Wir konnten uns ganz auf das neue Mitglied der Familie konzentrieren.

Heute *kann ich* Erfahrungen mit einer Tochter vorweisen. Der entzückendsten auf der Welt …

Dann ging alles Schlag auf Schlag
Michaela Reindl

Jahr der Inanspruchnahme von PND: 2003
Verfahren: NF, CVS
Ergebnis: auffällig; Befund: positiv

Auf eine besonders schmerzliche Weise wurde mir im Jahr 2003 bewusst gemacht, dass man nicht alles im Leben im Voraus planen kann. Mit fast dreißig Jahren und glücklich mit meinem Partner in einer langjährigen Beziehung, den Umzug in eine größere Wohnung in Aussicht, wurde auch bei mir der Kinderwunsch immer intensiver. Monate zuvor hatte ich mich schon auf den »großen Augenblick« vorbereitet, regelmäßige Untersuchungen bei meinem Frauenarzt und die Einnahme von Folsäure-Tabletten waren für mich eine Selbstverständlichkeit. Ich war mir ganz sicher, dass es beim ersten Mal passieren würde, ich fühlte, dass mein Körper und mein Kopf nun endlich bereit sein würden.

Am 22. April hatte ich die letzte Regel und als das Monat darauf die Blutung ausblieb, war der positive Schwangerschaftstest, den wir gemeinsam voller Aufregung Ende Mai machten, nur mehr noch die offizielle Bestätigung. Am 16. Juni dann der Termin beim Gynäkologen, Bluttest und Ultraschall bestätigten die 8. Schwangerschaftswoche – ich war so stolz auf unser gerade 12 mm großes Wunder.

Mit der Bekanntgabe bei meinem Dienstgeber fiel für mich eine große Last von den Schultern. Der tägliche Stress und so manche enorme Belastungen ließen sich nun etwas leichter bewältigen, ich musste nun auf mich und das Baby schauen und mit dem letzten Arbeitstag bereits vor Augen hatte ich ein erreichbares Ziel.

Privat schwebte ich auf »Wolke sieben«, denn die Schwangerschaft beschleunigte nun unsere schon lange gehegten Heiratspläne. Wir wollten eine »richtige Familie« mit einem gemeinsamen Namen sein, wenn das Baby zur Welt kam, und so fixierten wir für den 23. August unseren Hochzeitstermin.

Am 14. Juli, das war nun die 12. Schwangerschaftswoche, hatte ich den nächsten Termin beim Frauenarzt. Mein Weg dorthin war voll gemischter Gefühle: Auf der einen Seite die Vorfreude auf die Ultraschalluntersuchung, andererseits hatte ich Ängste, dass es eventuelle Komplikationen geben könnte. Zu viel hörte ich schon von Eileiterschwangerschaften, oder dass ein Baby aufgehört hat zu atmen, irgendwie war ich verunsichert. Es ging mir so gut in den letzten Wochen wie schon lange nicht mehr, ich hatte einfach Angst, von ganz oben in ein tiefes Loch zu fallen. Mein Lebensgefährte meinte, ich solle mir nichts einreden, sonst würde ich nur Schlimmes heraufbeschwören, es werde schon alles gut gehen.

Als ich dann beim Arzt war und ihn beim Ultraschall mit Fragen bombardierte, ob auch alles in Ordnung sei und ob das Herz des Babys normal schlage, antwortete er, ich brauche mir keine Sorgen machen, es wäre alles so, wie es sein sollte. Als er aber daraufhin nochmals eine Ultraschalluntersuchung durch die Scheide machte, da angeblich das Kind so versteckt läge, wuchs auch meine Skepsis wieder. Der anschließende Kommentar des Arztes, dass alles in Ordnung sei, beruhigte mich jedoch wieder. Während ich mich ankleidete, fragte mich der Doktor so nebenbei, ob ich schon einmal etwas vom sog. Combined Test gehört habe und dass diese Untersuchung für Frauen ab dem 35. Lebensjahr vorgeschrieben wäre, die Untersuchung aber auch bereits in meinem Alter sinnvoll wäre. In diesem Moment war ich noch begeistert über diese Information, denn ich wollte alles Mögliche tun, um für unser Baby das Beste gewährleisten zu können. Als ich meinem Arzt dann gegenüber saß und er mich über den Kostenfaktor aufklärte, zwinkerte er mich noch an und meinte, das würden mein Partner und ich finanziell schon schaffen. Sogleich informierte ich mich näher über diese Untersuchungsmethode und nach gemeinsamer Überlegung mit meinem Partner vereinbarte ich einen Termin in der Klinik für die kommende Woche.

Unterschiedliche Reaktionen bekam ich von meinen Bekannten zu spüren, die schon von diesem Combined Test gehört hatten: »nein, € 160,- für so viel Aufregung wäre Ihnen zu schade«, oder: »wenn das Kind nicht gesund ist, dann verlierst du es sowieso«, bis hin zu »ich würde das Baby sowieso wollen, behindert oder nicht«, ließen mich oft den Kopf schütteln. Doch ich wusste auch von einer schwangeren Freundin, die von ihrer Ärztin eine Überweisung für diese Untersuchung bekommen hatte, dass die Messung der Nackendicke des Embryos per Ultraschall und die vorgesehene Blutabnahme kein Risiko für das Baby darstellen, und das bestärkte mich zusätzlich in meinem Entschluss.

So fand ich mich also am 24. Juli zur Untersuchung in der Landesfrauenklinik ein, voller Zuversicht freute ich mich schon wieder darauf, unser Baby am Monitor zu sehen. Dann ging alles Schlag auf Schlag: Erwartungsvoll ließ ich mir das Gel auf dem Bauch auftragen, ich spürte wie der Arzt das Ultraschallgerät leicht ansetzte und plötzlich die Frage, wann ich die letzte Untersuchung beim Gynäkologen hatte, und ob mein Arzt dies leicht nicht gesehen hätte. Mit Tränen in den Augen fragte ich, was denn los sei, ich sah unser Baby vor mir in so einem reinen Bild und nun auch diese große Blase, die sich vom Nacken weg über den ganzen Kopf streckte. Ich war wie gelähmt, als man mir sagte, dass das Baby nicht gesund sein würde, es dürfte sich um eine Trisomie 18 handeln, ein Fehler bei der Zellteilung, Genaueres würde erst eine Punktion ergeben. Der Bluttest sei in diesem Fall nicht mehr erforderlich, denn zu eindeutig sei das Ultraschall-Bild. Da das Ergebnis einer Fruchtwasserpunktion aber mehrere Tage dauern würde und man in der 13. Schwangerschaftswoche keine Zeit verlieren sollte, könnte man mit meinem Einverständnis gleich eine Chorionzottenbiopsie durchführen. Mit dieser Punktion könne man rascher Klarheit erzielen.

Wie in Trance willigte ich ein, man deckte mir den Bauch mit sterilen Tüchern ab und bereitete alles für die Punktion vor. Weinend ließ ich es geschehen, dass man mir ohne Betäubung eine lange Nadel durch die Bauchdecke stach, kaum atmend verfolgte ich den Eingriff am Monitor vor lauter Angst, der Embryo könnte verletzt werden und mein Baby gleich sterben. Es erfolgte ein Einstich in den Uterus und einer in die Plazenta, zusätzlich wurden 20 ml Zotten als Probe entnommen.

In diesem Moment spürte ich keinen körperlichen Schmerz, zu viele andere Gedanken schwirrten in meinem Kopf. Ich musste in die Firma, hoffentlich hatte man noch keinen Ersatz für mich gefunden, wie erkläre ich das den anderen, warum hatte ich nur so vielen von meiner Schwangerschaft erzählt, wie wird mein Partner reagieren, was wird aus der geplanten Hochzeit, warum passierte das gerade mir? Ich wollte doch nur eine Vorsorgeuntersuchung machen!

Wut gegen meinen Frauenarzt keimte in mir auf, warum hatte er mir nichts gesagt, sicher hatte er etwas gesehen oder zumindest geahnt, warum sonst der Hinweis auf den Combined Test? Doch was wäre gewesen, wenn ich nicht zu dieser Untersuchung gegangen wäre, ich war ja hier aus freiwilligen Stücken, hätte mich mein Gynäkologe bei einem solchen Verdacht nicht gleich überweisen müssen?!

Mir wurde übel, ich wollte nur mehr noch raus, zuerst meinte der Arzt, ich müsse zur Sicherheit, dass ich das Baby nicht verliere, noch eine halbe Stunde ruhen. Dann sagte er mir aber ganz ehrlich ins Gesicht, dass ich mein Baby sowieso verlieren würde und je mehr ich mich jetzt noch schone, desto schwerer würde es für mich werden.

Ich ließ mich von meinem Lebensgefährten abholen. Der Schock saß bei uns beiden tief, am nächsten Tag dann der Anruf von der Klinik. Der Verdacht auf eine freie Trisomie 18 hatte sich bestätigt, eine Laune der Natur, unter Tausenden von Frauen trifft es vielleicht eine. Das Baby hätte keine Überlebenschancen, würde ich es nicht bis zum 7. Monat verlieren, so käme es schwerst behindert zur Welt. Bekannte Fälle zeigten, dass diese Kinder nicht sprechen und gehen können und das Höchstalter wären max. ein bis zwei Jahre.

Ich habe für den 28. Juli einen Termin zur Einweisung in die Klinik bekommen, die Entscheidung für den Abbruch der Schwangerschaft wurde mir in diesem schwer wiegenden Fall gleich von den Ärzten abgenommen. Am Wochenende haben mir alle noch Mut zugesprochen, wir waren nun mit den Tatsachen konfrontiert und versuchten, uns so gut es ging darauf einzustellen. Doch was mich die Tage darauf dann wirklich erwartete, war einem Albtraum ähnlich. Ich bekam ein Einzelzimmer und wurde über die weitere Vorgehensweise langsam aufgeklärt. In entsprechenden Intervallen werde man mir sog. Cergem-Zäpfchen verabreichen, damit es zu einer regelmäßigen Wehentätigkeit kommt. Ich dachte zuerst, das wäre erforderlich, um die Kürettage[16] zu erleichtern, bis die Schwester zu

---

[16] Bei Frauen, die vor der 12. Schwangerschaftswoche einen Schwangerschaftsabbruch vornehmen lassen, kann dieser durch eine (Saug-)Kürettage erfolgen. Unter Kürettage ist die Ausschabung der Gebärmutter mit einem Instrument in Form einer Schlinge zu verstehen. Bei der (Saug-)Kürettage wird ein dünnes Röhrchen in die Gebärmutter geschoben, das mit einer Saugpumpe verbunden ist. Nachdem das Schwangerschaftsgewebe abgesaugt wurde, erfolgt eine Ausschabung der Gebärmutter, um die Gewebereste vollständig zu entfernen. Der Eingriff dauert wenige Minuten, ist jedoch schmerzhaft und wird daher zumeist unter Vollnarkose durchgeführt.

mir sagte, wenn es auf der Toilette passiert, dann dürfte ich »es« nicht hinunterspülen. Ich war geschockt und erst schön langsam begriff ich, dass ich mein Kind richtig zur Welt bringen musste. Da ich bereits in der 14. Schwangerschaftswoche war, wäre eine eingeleitete Geburt für meinen Körper der gesündeste Weg, die Nachkürettage nur mehr eine Reinigung. Eine Operation alleine würde ein allzu großer Schock sein und eine weitere Schwangerschaft könnte dann mit mehr Risiko verbunden sein.

Man erklärte mir, dass ich nun alle sechs bis acht Stunden ein Zäpfchen bekommen werde, dass die Bauchkrämpfe stärker werden können und abgewartet werden muss, bis sich der Muttermund so weit wie bei einer normalen Entbindung geöffnet hat. Wie lange das dauern würde, konnte man mir nicht sagen. Ich wurde gefragt, ob ich mein Baby später sehen wollte, um mich verabschieden zu können. Vehement verneinte ich dies. Ich war gerade im Begriff mein eigenes Kind zu töten – oder war es bereits bei der Punktion gestorben? –, ich konnte doch diesem kleinen, unschuldigen Wesen gar nicht in die Augen schauen. Nein, noch hatte ich keinen Bezug zu meinem Kind aufbauen können – und dann nach 14 Wochen, was willst du denn da schon sehen können? Vorwürfe begannen mich zu quälen. Zum Glück wurde ich psychologisch gut betreut, in Gesprächen mit Schwestern und einer Seelhilfe wurden meine Ängste ein wenig gelindert, ich wollte nun einmal alles auf mich zukommen lassen.

Bis auf ein leichtes Bauchziehen zeigte ich auf das erste Zäpfchen noch keine Reaktionen, dann brach auch schon die Nacht herein. Nach dem Frühstück am nächsten Morgen das zweite Zäpfchen, es folgten Übelkeit und Erbrechen. Die Bauchkrämpfe wurden in den darauf folgenden Stunden immer stärker, ich litt an Durchfall und Kreislaufbeschwerden. Tapfer biss ich die Zähne zusammen, die starken Krämpfe überstiegen die bisher gewohnten Regelschmerzen. Mittags brachte man mir eine Suppe, da ich doch schon etwas geschwächt war. Plötzlich wurden die Schmerzen immer größer und ich krümmte mich im Bett. Ich hörte mich immer schneller atmen – nein ich brauchte keine Schwester, gleich würde es vorüber gehen. Als ich dann doch den Knopf drückte, fühlte ich mich wie im Delirium und in demselben Moment, als die Schwestern kamen, brachte ich das Baby im Bett zur Welt.

Weinend betrachtete ich mein Kind: Augen, Nase und Mund, alles war schon so ausgeprägt, man konnte sogar bereits die kleinen Finger und Zehen erkennen. Dieses kleine Wesen mit einer Größe von 10 cm und einem Gewicht von 30 g war schon ein richtiger Mensch!

In diesem Augenblick verurteilte ich all jene Menschen, die oft rücksichts- und gedankenlos mit dem Wunder »Mensch« umgehen. Einen Stock über mir machte auf der Geburtenstation ein Baby gerade seinen ersten Schrei – so dicht kann Freud und Leid beieinander liegen.

Mit einem weiteren Ziehen im Unterleib stieß ich dann noch die Nachgeburt aus, die Nachkürettage mittels einer Allgemeinnarkose konnte erst gegen Abend erfolgen, da man gewisse Stunden nüchtern sein musste. Als auch dieser Eingriff vorüber war und ich endlich die tröstende Hand meines Lebensgefährten spürte, brachte man uns nochmals das Baby, und wir konnten uns gemeinsam verabschieden. Es war mir wichtig, dass auch mein Partner das Kind sieht, und ich war ihm sehr dankbar dafür. So fühlte ich mich nicht ganz alleine gelassen, und auch wenn viele Männer manche Dinge nüchterner als wir Frauen sehen, so spürte ich doch, wie auch er unter diesem Verlust litt, und wir konnten nun gemeinsam das Geschehene aufarbeiten.

Am 23. August sagten wir »Ja« zueinander, das Schicksal hat uns reifen lassen und noch näher aneinandergeschweißt. Kurz darauf habe ich in der Firma meine Kündigung einreichen müssen: Ich habe dem Druck einfach nicht mehr standgehalten, es hat sehr wehgetan, weiterhin nur eine Arbeitsmaschine zu sein. Menschen mit Gefühlen bleiben leider oft auf der Strecke!

Durch den Umzug in die neue Wohnung stürzten dann aber viele Aufgaben auf mich ein und ich war abgelenkt.

Nun ist unser Glück bald ganz perfekt, denn schon für den kommenden Sommer hat sich Nachwuchs angekündigt. Hätte sich die Situation mit der Firma nicht so ergeben, wer weiß, ob wir uns so bald diesen wichtigen Schritt wieder zugetraut hätten. In der Zwischenzeit hatte ich auch den Gynäkologen gewechselt, ich bekam nicht einmal mehr die Möglichkeit, mit meinem damaligen Arzt über das Geschehene zu sprechen, da er krankheitshalber in Pension gehen musste. Ich bin nun bei einem Wahlarzt der Frauenklinik und fühle mich sehr gut aufgehoben. Zu den Ultraschalluntersuchungen begleitet mich nun immer mein Mann und es ist jedes Mal sehr aufregend.

Wir haben uns auch in dieser Schwangerschaft für den Combined Test entschlossen, auch wenn der Arzt alle Befürchtungen in dieser Richtung zerstreute. Ich muss gestehen, dennoch enorme Ängste vor dieser Untersuchung gehabt zu haben, nicht noch einmal wollte ich so etwas durchmachen müssen. Doch kann man wirklich seinem Schicksal einfach davonlaufen? Wenn es einem bestimmt ist, dann holt dich die Realität sowieso ein, und birgt da nicht die Möglichkeit einer Früherkennung eine enorme Chance in sich?!

Heute sind wir dankbar, dass wir die Möglichkeiten der pränataldiagnostischen Untersuchungen in Anspruch genommen haben, denn so haben wir nicht nur unserem Kind, sondern auch uns Eltern unnötiges Leiden und Trauer erspart.

Viel Aufklärungsarbeit wird in dieser Richtung noch erforderlich sein und auch was den Kostenfaktor betrifft, sollte ein rasches Umdenken bei den Krankenkassen erfolgen. Persönlich enttäuscht war ich über die Aussage, dass die Kosten für den Combined-Test nur im Fall eines Verdachts auf Trisomie 21 (Down-Syndrom) übernommen werden, da diese Kinder eine sehr hohe Lebenserwartung hätten und vom Staat finanziell gut gefördert werden, hingegen Kinder mit einer Trisomie 18 ja fast keine Überlebenschancen hätten. So nach dem Motto, solche Fälle erledigen sich dann von selbst – das hat sehr wehgetan.

Freudentränen liefen meine Wangen hinunter
Tina Rawatter

Jahr der Inanspruchnahme: 2003
Verfahren CT, CVS
Ergebnis: auffällig; Befund: negativ

Es war an einem Donnerstag (6.11.03), mein Mann und ich saßen im Arbeitszimmer an unserem Schreibtisch und mein Mann blätterte in meinem Terminkalender, als er plötzlich meinte, ob ich nicht schon vor Tagen meine Periode bekommen hätte sollen? Mhhhh – keine Ahnung, dachte ich.

Seit der Geburt meines ersten Kindes vor etwa zwei Jahren hatte ich einen sehr unregelmäßigen Zyklus, der von 19 bis 32 Tagen ging. Im Kalender machte ich immer ein Kreuz, gerechnet 28 Tage nach der letzten Periode, damit ich ungefähr wusste, wann ich sie wieder bekommen sollte. Ich schnappte mir meinen Kalender und rechnete nach. 34 Tage waren seit der letzten Periode vergangen. Also war es durchaus möglich, dass ich schwanger war, denn seit unserer Hochzeit im September 2003 haben wir mit der Verhütung aufgehört und es einfach drauf ankommen lassen (wir haben aber nicht nachgerechnet, wann der Eisprung ist oder so); also einfach nach dem Motto: Wenn's passiert, dann passiert es, und wenn nicht, dann nicht.

Am nächsten Tag (Freitag, 7.11.03) bin ich gleich am Vormittag losgefahren und habe mir einen Schwangerschaftstest besorgt. Zuhause angekommen, habe ich gleich den Test gemacht. Und er war positiv (ohne Morgenurin). Peng! Hatte eigentlich nicht damit gerechnet, dass es so schnell klappen würde.

Als mein Mann kurz mal während der Arbeit nach Hause kam, um etwas zu holen, habe ich ihm einfach wortlos den positiven Schwangerschaftstest unter die Nase gehalten. Alles, was er hervorbrachte, war ein »Na Bravo!«. Für ihn kam es also auch sehr überraschend.

Ich habe dann gleich meine Frauenärztin angerufen und einen Termin ausgemacht für den 26.11.03. Bis zu diesem Termin habe ich dann eigentlich nicht weiter über die Schwangerschaft nachgedacht, weil ich ja auch genug beschäftigt war mit meiner zweijährigen Tochter. Einzig, dass mein Mann und ich uns ausgemacht hatten, es erst zu Weihnachten zu verkünden und es bis dahin geheim zu halten.

Am 26.11. bin ich dann zu meiner Frauenärztin gefahren. Es wurde gleich die erste Mutter-Kind-Pass-Untersuchung durchgeführt. Es war alles in Ordnung, Herz hat geschlagen, die Schwangerschaft wurde sogar sechs Tage vordatiert. (Wenn ich nach dem ersten Tag der letzten Periode gehe, so sollte der Entbindungstermin der 15.7.04 sein; die Ultraschallmessung ergab aber den 9.7.04 als Termin; ich denke, das liegt daran, dass ich ja nicht genau wusste, wann mein Eisprung war.) Ich bekam dann auch gleich die Überweisung zur Geburtsanmeldung für jenes Krankenhaus, in dem ich auch schon meine Tochter zur Welt gebracht hatte.

Ich rief dann in diesem Krankenhaus [PND-Zentrum] an und wurde für den 17.12.03 zur Erstuntersuchung eingeteilt. Sehr gut, dachte ich, dann kann ich am Nachmittag gleich Geschenke für Weihnachten einkaufen gehen, wenn ich schon in A. bin. (Wir wohnen auf dem Land etwa 85 km von A. entfernt.) Ich wusste ja schon, was mich da erwarten würde: Lange Warterei zwischen Informationsgespräch, Blutabnahme und Ultraschall mit Nackenfaltenmessung.

Einen Tag vor dem Termin im Krankenhaus habe ich mich am Abend vor meinen Computer gesetzt und mir ein wenig zur Nackenfaltenmessung im Internet angesehen; unter anderem auch Bilder von unauffälligen Messungen und von auffälligen Messungen – eigentlich nur, um ein wenig informiert zu sein.

Also fuhr ich am nächsten Morgen zeitig ins Krankenhaus. Wie schon gesagt, war Warten angesagt. Zuerst kam ich zu dem kurzen Informationsgespräch zum Thema »Geburt«. Nach einer weiteren Weile dann zur Blutabnahme, und dann kam endlich der Ultraschall an die Reihe. Da ich ja die ganze Prozedur schon einmal bei meiner Tochter mitgemacht habe, war ich eigentlich entspannt, denn beim ersten Kind war alles in Ordnung, also was sollte denn jetzt schon sein. Auf einem Monitor gegenüber meines Kopfes konnte ich genau mitverfolgen, was zu sehen war. Das Kleine wurde vermessen und ich wurde wieder fünf Tage vorgestuft auf den 4.7.04 als Entbindungstermin.

Der Arzt hatte noch gar nichts gesagt, da hatte ich selber schon die auffallend dicke Nackenfalte bemerkt. (Das Bild, das ich sah, sah genauso aus wie das im Internet gefundene mit der auffälligen Messung.)

An den Rest kann ich mich nur noch ungefähr erinnern.

Der Arzt meinte, dass die Nackenfalte 3,5 mm dick sei (der Grenzwert liege bei 2,5 mm), dass das Ganze sehr auffällig sei und auf eine Chromosomenstörung des Kindes hindeuten kann. Ich solle kurz draußen warten, er möchte noch eine zweite Meinung vom Oberarzt einholen. Also ins nächste Zimmer, wieder Ultraschall, wieder dieselben Ergebnisse.

Mir wurde dann nahe gelegt, am nächsten Tag eine Chorionzottenbiopsie machen zu lassen. Ich hätte einen Tag Zeit, es mir zu überlegen und solle, wenn ich einverstanden bin, ein Formular, welches sie mir gegeben hatten, unterschreiben und dann eben am nächsten Tag gleich in der Früh wieder kommen.

An was ich mich noch sehr gut erinnern kann war, dass ich, als ich aus dem Behandlungsraum raus gegangen bin, gedacht habe: »So, das war's jetzt, dein Kind wird nicht gesund sein.« Kein Gedanke daran, wird schon gut werden, oder es muss nicht so sein ... Ich weiß auch nicht, warum ich so gedacht habe, aber ich denke, es war deshalb, weil mir keiner gesagt hatte, wie hoch die Chancen sind, dass alles ok ist. Nur, dass eben was nicht stimmen kann.

Als ich aus dem Spital raus bin, habe ich gleich meinen Mann angerufen. Unter Tränen habe ich ihm versucht zu erklären, was geschehen war. Er ist dann gleich von der Arbeit nach Hause gekommen. An Weihnachtseinkäufe war nicht mehr zu denken. Ich wollte nur nach Hause ... Ich musste aber erst mal diese 85 km nach Hause fahren. Die ganze Fahrt lang musste ich heulen, immer mit dem Gedanken, »dein Kind ist nicht gesund«.

Zu Hause angekommen, hatte ich mich inzwischen wieder beruhigt und meinem Mann noch einmal alles erzählt. Dass ich diese Untersuchung machen lassen würde, war uns beiden klar. Zuerst haben wir eine Zeit lang geschwiegen, und dann meinte er, was ich denn tun würde, wenn es nicht gesund wäre. Ich habe sofort gesagt, dass ich dann einen Abbruch vornehmen lassen will. Er war froh darüber, da er auch dafür war.

In der Verwandtschaft meines Mannes gibt es eine Familie mit einem behinderten Mädchen. Warum genau es behindert ist, wissen wir nicht genau, jedenfalls wird das Mädchen im Sommer 20 Jahre alt, ist aber in der Entwicklung geistig auf dem Niveau eines Volksschulkindes. Das Mädchen kann auch nicht richtig sprechen, also fast keine ganzen Sätze bilden. Wir bewundern deren Eltern, wie viel Geduld sie aufbringen mit dem Mädchen. Sie unterstützen sie, wo es nur geht. Aber wenn ich bei ihnen zu Besuch bin, oder sie bei uns, dann wird mir das Ganze nach einiger Zeit zu stressig. Das Mädchen will immer im Mittelpunkt sein, jeder hat zu machen, was sie sagt, sie ist sehr schnell beleidigt usw. Ich kann mir einfach nicht vorstellen, mit der Situation, ein behindertes Kind zu haben, fertig zu werden.

Mein Mann ist dann nach einer Weile wieder zur Arbeit gefahren. Ich habe mich ein wenig hingelegt. Aber an Schlafen war nicht zu denken. Ich habe mich vor den Computer gesetzt und das Internet nach »dicken Nackenfalten« durchforstet. Und je mehr ich darüber gefunden hatte, desto besser begann ich mich zu fühlen. Die Wahrscheinlichkeit, dass mein Zwerg gesund war, war sehr viel höher, als dass etwas nicht stimmen sollte. Ich habe dann eine Grafik gefunden, in der der Verlauf der Entwicklung in den ersten zwölf Wochen eines gesunden und eines Embryos mit Trisomie 21 dargestellt war. Der Embryo mit dem Gendefekt bleibt in seiner Entwicklung meist innerhalb der ersten zwölf Wochen eine gewisse Zeit in der Entwicklung stehen und entwickelt sich dann erst weiter. Also konnte mein Zwerg gar nicht krank sein, immerhin wurde ich ja zwei Mal vorgestuft, also hatte sich mein Zwerg immer prächtig weiterentwickelt und war zu keinem Zeitpunkt in der Entwicklung hinterher. Meine Gedanken wurden immer besser und ich erkannte, dass die Diagnose »auffällige Nackenfalte« nicht gleichzusetzen ist mit »das Kind ist nicht gesund«.

Nun musste ich aber zu meinen Eltern fahren und es ihnen sagen. Also keine Weihnachtsüberraschung. Meine Eltern sind eigentlich während der Woche immer in A. und nur am Wochenende bei uns am Land. Aber da Weihnachten war, hatte mein Vater schon Urlaub und sie hatten an dem Tag auf meine Tochter aufgepasst, weil ich ja Weihnachtsgeschenke einkaufen wollte. Von meinem Termin im Krankenhaus haben sie nichts gewusst und nun musste ich sie ja fragen, ob sie am nächsten Tag, während der Chorionzottenbiopsie, auch aufpassen könnten. Ich bin also zu ihnen gefahren und habe ihnen die ganze

Geschichte erzählt. Meine Mutter war überraschenderweise sehr positiv eingestellt und meinte nur, dass den werdenden Eltern in der heutigen Zeit mit solchen Untersuchungen nur unnötig Angst gemacht werde und schon alles gut ausgehen würde.

Um am nächsten Tag nicht alleine nach A. fahren zu müssen, haben meine Eltern beschlossen mich mitzunehmen, da sie sowieso noch Besorgungen in A. zu erledigen hatten. Außerdem wusste ich nicht, wie es mir nach dem Eingriff gehen würde und ob ich Auto fahren kann oder nicht. In dem Formular, welches mir zum Unterschreiben gegeben wurde, stand nur drinnen, dass im Falle einer Narkose eine Verkehrsbeeinträchtigung vorhanden wäre.

Alles, was ich im Internet über das Thema »auffällige Nackenfalte« gefunden hatte, habe ich am Abend meinem Mann erzählt, und nachdem er auch mehr darüber wusste, glaube ich, ist es ihm auch ein wenig besser gegangen. Mein Mann und ich haben eigentlich nicht mehr viel darüber gesprochen, wir wollten einfach das Ergebnis abwarten.

Am nächsten Morgen haben mich meine Eltern dann zeitig in der Früh abgeholt. Meine Tochter haben wir auch mitgenommen. Sie hat mich während der Fahrt ein wenig abgelenkt. Sie haben mich dann gleich ins Krankenhaus gefahren. Meine Mutter wollte mitgehen, aber ich wollte das nicht, ich wollte alleine sein. Mein Mann wollte eigentlich auch mitfahren, aber ich weiß, dass er sich in Spitälern nicht wohl fühlt, und ich wollte auch lieber alleine sein. Ich wollte es alleine durchstehen – warum, weiß ich nicht so genau.

Es dauerte eine ganze Weile, bis ich endlich an die Reihe kam.

Zuerst wurde ich in einen kleinen Besprechungsraum gebeten, in dem mich die Ärztin, welche den Eingriff dann auch vornahm, nochmals über alles aufklärte. Ich konnte auch meine

Fragen stellen, die ich noch hatte. (Wobei die meisten davon schon im Gespräch selber beantwortet wurden.) Diese Ärztin war eigentlich die erste, die mir Mut gemacht hat, dass eh alles in Ordnung sein wird und dies eigentlich nur eine Routineuntersuchung ist, wenn die Nackenfalte auffällig ist, und dass in fast allen Fällen kein Grund zur Sorge besteht, da ich ja mit meinen 26 Jahren auch noch nicht in eine Risikogruppe gehören würde.

Nach diesem Gespräch wusste ich, dass alles ok sein würde.

Ich wurde dann in einen Raum mit einem Ultraschallgerät gebracht, und mein Bauch wurde örtlich betäubt. Diese Betäubung war sehr unangenehm, eigentlich das Unangenehmste der ganzen Untersuchung. Die Entnahme des Gewebes selber war nicht so schlimm. Schon etwas unangenehm, aber auszuhalten. Unter einem Mikroskop wurde dann gleich kontrolliert, ob genügend Gewebe für eine Untersuchung vorhanden war – was der Fall war. (Ansonsten hätte sie gleich noch mal Gewebe entnommen.) Während des ganzen Eingriffes hatte ich die Augen geschlossen. Ich wollte nicht sehen, was da gemacht wird. Vor allem deswegen, weil mir bei solchen Sachen meistens schlecht wird und mein Kreislauf versagt. Ich musste dann ein gute halbe Stunde vor dem Behandlungsraum auf einem Bett liegen bleiben, anschließend etwa zwei Stunden spazieren gehen und mich dann noch mal zu einer Ultraschallkontrolle melden.

Die Zeit im Spital ist Gott sei Dank schnell vergangen. Bei der Ultraschallkontrolle war auch alles ok. (Man hatte mir vorher gesagt, dass wenn bei der Ultraschallkontrolle nachher alles ok ist, das Risiko, dass durch den Eingriff ein Abort ausgelöst wird, schon fast ganz gebannt ist.)

Ich habe dann meine Eltern angerufen und die haben mich abgeholt und zu sich in die Wohnung gebracht. Da sie noch etwas besorgen mussten, habe ich mich mit meiner Tochter in deren Bett gelegt und wir haben beide gut geschlafen. (Erst wenn man in so einer Situation ist, erkennt man, wie selbstverständlich man ein gesundes Kind annimmt.)

Das Ergebnis würde ich am Montag zu Mittag erfahren. Also noch ein ganzes Wochenende in Ungewissheit vor mir.
Der Freitag verging ganz schnell. Am Samstag holten mein Mann und ich die Weihnachtseinkäufe nach, was mich ein wenig ablenkte. Der Sonntag verging auch einigermaßen schnell. Nur der Montagvormittag … der dauerte … andauernd überprüfte ich, ob mein Telefon funktionierte bzw. mein Handy Empfang und genügend Akku hatte. Um 12:30, am 22.12.03, kam dann endlich der erlösende Anruf, in dem mir mitgeteilt wurde, dass alles zu 100% in Ordnung sei. Freudentränen liefen meine Wangen hinunter. Das schönste Weihnachtgeschenk, das man mir machen konnte.
Ich habe sofort meinen Mann angerufen und ihm die gute Nachricht mitgeteilt. Er hat sich auch sehr gefreut. Meine Eltern musste ich natürlich auch informieren. Wir alle waren natürlich froh, dass wir das Ganze gut überstanden hatten.

Inzwischen ist es Februar, ich bin in der 21. SSW, und obwohl ich weiß, dass chromosomenbedingt alles zu 100% in Ordnung ist, schwirrt es in meinem Hinterkopf immer noch herum, dass etwas nicht stimmen könnte. Ich denke dieses Gefühl wird erst vergehen, wenn ich meinen Zwerg in den Armen halte und wirklich alles in Ordnung ist.
Meine Bitte an die Krankenhäuser und Spitäler wäre eine viel bessere Aufklärung, was z.B. die Diagnose »auffällige Nackenfalte« bedeutet. Ein Infofolder zu diesem Thema, der die Grundfragen beantwortet, wäre sehr hilfreich!
Mir fallen da im Moment ein paar wichtige Fragen ein, die darin beantwortet werden sollten:

1.) Was kann diese Diagnose alles bedeuten? (Welche Krankheiten, Fehlbildungen ... ?)
2.) Wie hoch ist die Wahrscheinlichkeit, dass etwas nicht in Ordnung ist? (Diesen Punkt finde ich besonders wichtig, da ich denke, dass viele Betroffene beruhigter wären, wenn sie wüssten, wie gering die Wahrscheinlichkeit ist, dass etwas nicht stimmt!)
3.) Welche Möglichkeiten zur weiteren Abklärung habe ich (mit kurzer Erklärung, was wie wann mit welchen Risiken gemacht werden kann)?
4.) Welche Möglichkeiten habe ich im Falle, dass etwas nicht in Ordnung ist? (Adressen mit Beratungsstellen, Info zu Schwangerschaftsabbruch ...)

Vielleicht würde es auch Sinn machen, eine Internetseite einzurichten, die genau diese Fragen beantwortet. Sicher gibt es im Internet viel Information zu diesem Thema, aber eben nicht auf einer Seite zusammen, sondern man muss sich die Information erst mühsam zusammensuchen. Und dann stehen auf unterschiedlichen Seiten auch unterschiedliche Fakten; z.B. liegt der angegebene Grenzwert einer auffälligen Nackenfalte – alles, was über dem Grenzwert liegt, ist auffällig – im Internet zwischen 2 mm und 5 mm. Was ich sehr verwirrend finde.

Sehr positiv war das Gespräch vor dem Eingriff, in dem noch Fragen geklärt werden konnten. Ich denke, dass dies sehr wichtig ist. (Ich weiß nicht, ob das vor jedem dieser Eingriffe stattfindet, oder ob es nur stattgefunden hat, weil ich darum gebeten hatte.) Gleich nach der Diagnose hat man den Kopf nicht frei, um sich Gedanken über eventuelle Fragen dazu zu machen. Doch werden im Laufe des Tages/der Nacht bis zum Eingriff sicher noch Fragen auftauchen. So sollte man zu der Diagnose gleich dazu sagen, dass man in Ruhe über das weitere Vorgehen nachdenken, sich eventuell auftauchende Fragen notieren soll und diese dann in einem Gespräch vor dem Eingriff noch mal mit dem/der Arzt/Ärztin erläutert werden können.

Ich finde es sehr wichtig, dass etwas für die Aufklärung bezüglich pränataler Diagnostik getan wird, weil es im Moment wirklich nichts in diese Richtung gibt. Ich hoffe, ich kann mit meiner Geschichte anderen Frauen/Paaren helfen, die dieselbe oder eine ähnliche Diagnose bekommen haben.

Darf ich Gott spielen?

Christine Westmüller

Jahr der Inanspruchnahme von PND: 2003/04
Verfahren: NF, AC
Ergebnis: auffällig; Befund: positiv

Bis jetzt lief alles wie am Schnürchen. Wunderschöne Hochzeit, wunderschöne Hochzeitsreise. Unsere Schwangerschaft begann am 20. September 2003, das war der erste Tag der letzten Regel. Vier Wochen später hielt ich einen positiven Schwangerschaftstest in der Hand und konnte es überhaupt nicht glauben. Unser Wunschkind David ist in unserer Hochzeitsreise im ersten Übungszyklus entstanden!

Den ersten Gyn-Termin hatte ich in der 6. Schwangerschaftswoche, Herzaktion war noch nicht zu sehen, trotzdem stellte mir mein Arzt bereits die Bestätigung für den Arbeitgeber aus. In der 8. Woche folgte der nächste Termin, Herzaktion vorhanden – alles in Ordnung! Der Geburtstermin wurde ausgerechnet: 26. Juni 2004! Wir waren so glücklich!

Der nächste Termin war der 9. Dezember – endlich wieder Babyfernsehen – diesmal wird auch zum ersten Mal mein Mann dabei sein. Auf dem Untersuchungsprogramm stand »Ultraschallkontrolle inklusive Nackenfaltenmessung«.

Über die Nackenfaltenmessung hatte ich mich vorher übers Internet informiert. Eine dickere Nackenfalte *kann* ein Hinweis auf Chromosomenstörungen sein. Es kann aber keine Diagnose erstellt werden. Aus Schwangerschaftsforen im Internet habe ich erfahren, dass es öfter vorkommt, dass der Wert der Nackenfaltenmessung grenzwertig ist – es besteht also nicht gleich Grund zur Panik. »Falsche Messergebnisse« gibt's z. B., wenn das Kind schlecht liegt, oder wenn das Ultraschallgerät zu den älteren Modellen gehört.

Mit den Gedanken »wenn's auffällig ist, muss das noch lange nichts heißen« und »wahrscheinlich ist eh alles OK« betraten wir das Behandlungszimmer. Die Nackenfalte war genau 3 mm dick – also grenzwertig. Unser Arzt empfahl uns weitere Untersuchungen: den Combined-Test und dann ev. noch eine Fruchtwasseruntersuchung, um dann eine eventuelle Abtreibung vornehmen zu lassen. Meine erste Reaktion darauf war: »Ich treibe ganz sicher nicht ab!« Worauf mein Arzt meinte: »Dann würde ich an Ihrer Stelle die Fruchtwasseruntersuchung wegen des Risikos nicht machen lassen!«

Resümee des Tages: Ich war recht gefasst, weil die Nackenfaltenmessung ein Hinweis, aber keine Diagnose ist. Mein Mann war traurig, weil er sich unseren ersten Butzi-Ultraschall schöner vorgestellt hatte, und »überfordert«, weil ich selbst im schlimmsten Fall (Trisomie 21) auf keinen Fall abtreiben wollte! Ein weiterer Nackenfaltenmessungs-Termin (vielleicht schaut's nächste Woche anders aus) wurde vereinbart.

Daheim wurde viel diskutiert. Was ist, wenn's doch behindert ist …? Warum keine Abtreibung? Weil mir alleine die Vorstellung, dass ich schlussendlich entscheiden muss, mein Wunschkind zu töten, ein absoluter Graus ist. Weil man sich's im Leben nicht immer aussuchen kann. Weil man vor Problemen nicht einfach so davonläuft.

Es folgen Überlegungen: Eine Fruchtwasseruntersuchung wird ca. in der 16. Woche stattfinden, das Ergebnis dauert ca. zwei bis drei Wochen, dann wäre ich schon in der 18. oder 19. Woche, ich würde das Kind vielleicht schon spüren … da kann ich dann doch nicht mehr abtreiben!!! Ich wusste zu diesem Zeitpunkt schon, dass ich im Falle eines so späten Schwangerschaftsabbruchs das Kind auf natürlichem Weg zur Welt bringen müsste. Abbruch? Nein, das kann ich nicht, das will ich nicht, das kommt nicht in Frage. Schluss – aus!

Wir haben uns dann darauf geeinigt, sollte die Nackenfalte gleich bleiben bzw. nur wenig kleiner werden, in jedem Fall eine Fruchtwasseruntersuchung machen zu lassen. So hätten wir wenigstens die Möglichkeit, uns auf ein ev. behindertes Kind vorzubereiten. Wir wollten es einfach wissen!!

Mir ging es in der Woche bis zum nächsten Gyn-Termin eigentlich recht gut. Die etwas dickere Nackenfalte hat mich nicht sehr beunruhigt. Es war ja keine Diagnose, sondern nur ein Verdacht!

Beim nächsten Gyn-Termin wurde der Verdacht allerdings nicht entschärft – im Gegenteil. Die Nackenfalte war auf 3,1 mm gewachsen, zudem wurde ein Ödem rund um den Oberkörper festgestellt. Mein Arzt überwies mich sofort in ein PND-Zentrum. Zum Abschluss sagte er noch, er weiß nicht genau, was das jetzt heißt, aber er hat so was schon einige Male gesehen, einmal war dann trotzdem alles in Ordnung. Meinem Mann hab ich dann telefonisch kurz erzählt, was los ist, und bin wie in Trance ins PND-Zentrum gefahren, ständig hab ich mich drauf konzentriert, nicht loszuweinen. Ich hatte fürchterliche Angst.

Was passiert jetzt? Nehmen die mich im Krankenhaus jetzt überhaupt noch dran?

Ja, Gott sei Dank. Grüne Wartezone und *warten*. Eines der schlimmsten Wörter der nächsten Wochen. Nach zweieinhalb Stunden war ich endlich dran. Ein Ultraschall wurde gemacht, allerdings zum ersten Mal nicht vaginal, sondern von oben (Bauchultraschall), was mir sehr angenehm war. Unser Zwergi wurde genau vermessen, und ich wurde über die Down-Syndrom-Wahrscheinlichkeit in meinem Alter aufgeklärt. Das normale Risiko für eine 24-jährige Frau liegt bei ca. 1:900, mein persönliches Risiko liegt nach den Körpermaßen und der Nackenfalte vom Zwergi bei 1:127. Aha. Aber da war noch immer das Problem mit dem Oberkörperödem. Diese schlimme Diagnose wurde von der MTA nur teilweise bestätigt. Das Ödem ist zwar da, aber nur ganz wenig, darüber soll ich mir jetzt keine Sorgen machen.

Zur Abklärung der Nackenfalte wurde mir die Chorionzottenbiopsie empfohlen. Ein möglicher Termin wäre schon zwei Tage später (ein Donnerstag) gewesen. Das Risiko bei der Punktion wäre etwas höher (bei 1-2%) als bei einer Fruchtwasseruntersuchung (0,5-1%). Ich hatte zwar ein schlechtes Gefühl, aber ich sagte nach kurzer Rücksprache mit meinem Mann zu.

Danach hieß es wieder *warten*, auch der Herr Professor wollte bei mir noch mal den Ultraschall machen. Diesmal ging es schneller, nach einer halben Stunde, in der ich mir noch einige Fragen notierte, konnte er mir allerdings auch nichts Neues sagen. Für meine Fragen hat er sich aber sehr viel Zeit genommmen und alles genau beantwortet.

Eigentlich hätte ich jetzt noch einen Tag Zeit gehabt, um zu verschnaufen, aber es kam anders: Am Mittwoch im Büro kurz vorm nach Hause gehen bemerkte ich beim Klogehen plötzlich Blut. Riesenschreck!!! Ich verabschiedete mich hastig, rief ein Taxi und fuhr ins PND-Zentrum. Während der Fahrt rief ich im Krankenhaus an und fragte, wo ich hin muss. Die Dame sagte »auf 6C«. Immer wieder spürte ich schwallartige Blutungen. Gedanklich hatte ich die Schwangerschaft bereits abgeschlossen, denn bei diesen Mengen Blut ist es völlig unmöglich, dass das Kind noch lebt. Von 6C schickte man mich dann weiter auf 9C, dort hieß es wieder warten. Zu diesem Zeitpunkt war ich davon überzeugt, dass mein Zwergi nicht mehr lebt.

Aber es kam anders. Beim Ultraschall wurde erstens festgestellt, dass mein Zwergi noch lebt und zweitens, dass die Plazenta vor dem Muttermund liegt und es dadurch zu Blutungen gekommen ist.

Ich wurde für fünf Tage stationär aufgenommen. In meinem Zimmer lagen außer mir noch zwei Schwangere, eine erwartete Zwillinge und hatte in den nächsten Tagen einen Kaiserschnitttermin, die andere hatte in der 21. Woche einen Blasensprung, der durch eine Entzündung entstanden war. Ihre Chancen waren nicht sehr gut, weil nicht viel Fruchtwasser übergeblieben ist und in diesem Schwangerschaftsabschnitt die Lungenreife stattfindet. Meine Blutungen hörten bald wieder auf, aber mit meiner Bettnachbarin litt ich sehr mit. Sie stand vor der Entscheidung, entweder zu 90% ein behindertes Kind zu bekommen, oder die Schwangerschaft zu beenden.

Ich dachte damals stundenlang nach, wie ich mich in dieser Situation entscheiden würde, konnte aber keine Antwort finden. Die Chorionzottenbiopsie wurde aufgrund der Blutungen abgesagt, dafür wurde ein Termin für eine Fruchtwasseruntersuchung Anfang Jänner ausgemacht.

urz vor Weihnachten wurde ich aus dem Spital entlassen, wir freuten uns auf unser letztes Weihnachtsfest zu zweit. Die Weihnachtsfeiertage verliefen ruhig und ohne weitere Zwischenfälle.

9. 1. 2004 – Fruchtwasseruntersuchung: Gott sei Dank war mein Mann dabei. Ich war sehr nervös und aufgeregt: Die Vorstellung, eine Nadel durch den Bauch gestochen zu bekommen, war nicht sehr angenehm! Wir waren für 8 Uhr bestellt – natürlich *warteten* wir wieder und zwar diesmal bis ca. 10 Uhr. Es folgte der erste Ultraschall, danach ein Aufklärungsgespräch mit der Frau Professor und um ca. 11.15 die Punktion, die ungefähr so schmerzhaft war, wie ich's mir vorgestellt hatte. Bis 17 Uhr wurde ich zur Beobachtung behalten und nach einem Abschlussultraschall nach Hause geschickt. Es wurde

ein FISH-Test[17] (Schnelltest) gemacht, der Befund war am Montag fertig, ich sollte anrufen, dann bekomme ich das Ergebnis.

Am Montag wurde ich allerdings vom Spital kontaktiert, ich solle doch bitte am Dienstag gleich um 8 Uhr auf die Ambulanz zur Befundbesprechung kommen. In mir brach Panik aus. Warum sagt sie's mir nicht am Telefon? Das Ergebnis muss schlecht sein, sonst hätte sie es mir am Telefon gesagt!!! Andererseits ist es normal, dass man zur Befundbesprechung ins Spital kommt. Vielleicht besteht ja doch noch eine Chance?

Die letzten Tage über hatte ich viel Zeit im Internet verbracht und Informationen über Trisomie 21 gesucht. Bei meinen Recherchen bin ich auch auf zwei andere Chromosomenstörungen gestoßen; Trisomie 13 und 18. Beide Störungen sind erheblich schlimmer, haben neben geistigen auch körperliche Behinderungen. Mein erster Gedanke: wenn schon Trisomie, dann bitte 21!

---

[17] Bei der Fruchtwasseruntersuchung wird nach wie vor standardmäßig die klassische zytogenetische Methode zur Bestimmung des Chromsomensatzes angewandt, obwohl seit einigen Jahren eine neue Technik zur Verfügung steht: die FISH-Technik (Fluoreszens-in-situ-Hybridisierung). Der wesentliche Vorteil der FISH-Technik gegenüber der klassischen zytogenetischen Technik besteht darin, dass innerhalb von 24 Stunden der Befund vorliegt. Während allerdings mit der klassischen Zytogenetik alle mikroskopisch sichtbaren numerischen und strukturellen Veränderungen des Chromosomensatzes labormedizinisch nachgewiesen werden können, werden beim »2pränatalen FISH-Schnelltest« spezielle chromosomen-spezifische DNA-Sonden eingesetzt, um numerische Chromosomen-Veränderungen beim Fötus zu diagnostizieren. Bei unbestimmten Syndromverdachtsdiagnosen kommt somit nach wie vor die klassische Chromosomenanalyse nach Langzeitkultivierung zum Einsatz, bei der gezielten Bestimmung von Veränderungen der Chromosomen 13, 18, 21, X oder Y kann die FISH-Technik angewandt werden.

Dienstag, pünktlich um 8 Uhr saß ich im Spital und *wartete* bis ca. 10 Uhr auf die Befundbesprechung. (Damals dachte ich noch, *das* wären die zwei schlimmsten Stunden meines Lebens!) Gefühlsmäßig war ich hin und her gerissen. Einerseits war ich schon fast davon überzeugt, gleich einen Trisomie-21-Befund zu bekommen, andererseits hoffte ich noch immer auf ein positives Ende. Ich machte mir schon Gedanken, wie das Gespräch ablaufen würde: Bei einem negativen Befund würden sie es schnell sagen und danach einen Kontrollultraschall machen …

Endlich wurde ich aufgerufen »Grüß Gott Frau W. Bitte machen sie sich frei für einen Ultraschall!« Im Zimmer waren zwei MTAs, eine Ärztin und vier weitere Personen. Im Zimmer war es totenstill, als die Frau Professor schallte. Ich konnte nicht viel erkennen, ich war soooo nervös, wollte schon fragen, hatte aber gleichzeitig Angst davor. Sie untersuchte das Herz sehr gründlich, danach die Nabelschnur und die Plazenta, indem sie sie einfärbte. Und dann endlich: »Frau W. wir haben bei ihnen einen Schnelltest machen lassen und das Ergebnis ist Trisomie …« (kurze Pause von höchstens einer Sekunde – ich dachte nur: »hoffentlich 21!!!! Bitte nicht 13 oder 18«) »… 21.« Jetzt brach ein Gefühlschaos aus. Einerseits zutiefst erschüttert, andererseits irgendwie erleichtert, dass es Trisomie 21 und nicht 13 oder 18 war!!

In einer ruhigen und einfühlsamen Art erklärte sie mir, dass wir genug Zeit hätten (bis zur 23. Woche), uns zu entscheiden, ob wir die Schwangerschaft weiterführen wollen oder nicht. Ich sagte: »Ich treibe nicht ab!« Das lenkte das Gespräch in eine andere Richtung – für die meisten Schwangeren steht der Entschluss bei der Diagnose schon fest.

Plötzlich fielen mir Unmengen von Fragen ein (ich habe mich vorher im Internet informiert):

Sind die Organe ok (Herz, Nieren)?

Ist die Entwicklung bis jetzt normal?
Wird es bei der Geburt Anpassungsschwierigkeiten geben?
Müssen wir mit einer Frühgeburt rechnen?
Wie hoch ist das Risiko, dass es vor der Geburt einfach so stirbt? (30%!!)
Wird es momentan von der Plazenta gut versorgt?
Wo liegt die Plazenta (im Bezug auf weitere Blutungen)?
Und plötzlich die Frage: Wie würde ein Schwangerschaftsabbruch funktionieren?
Bei dieser Frage kamen mir zum ersten Mal die Tränen. Ich konnte mich danach nicht mehr an die Antwort auf diese Frage erinnern.

Noch einmal wurde mir wirklich sehr einfühlsam erklärt, dass mir niemand Vorwürfe machen würde, wenn ich mich doch für den Abbruch entscheiden würde. »Schlafen Sie ein paar Mal drüber, besprechen Sie den Befund mit Ihrer Familie. In der 21. Woche machen wir das Organscreening, dann haben sie mit der Entscheidung immer noch bis zur 23. Woche Zeit.« Anschließend wurde mir ein weiterführendes Gespräch mit einer Psychologin empfohlen, eine der vier unbekannten Personen im Zimmer. Darüber war ich sehr froh.

Ich wollte schon das Zimmer verlassen, da viel mir ein: »Was wird's denn jetzt eigentlich?« Ein Bub! Wir bekommen einen David! Ich habe mir so sehr einen Buben gewünscht.

Nach dem Gespräch mit der Psychologin ging es mir um einiges besser. Meinen Mann informierte ich telefonisch – er sagte: »Also doch. Na – ist ja auch nicht so schlimm!« Mein Entschluss stand fest – wir werden David eine Chance geben. Ab diesem Zeitpunkt spürte ich für David unbeschreiblich große Liebe.

In der Firma meldete ich mich krank, ich musste mit der neuen Situation erst zurechtkommen. Zuhause surften wir gemeinsam im Internet und bestellten einige Bücher über Down-

Syndrom. Obwohl ich irgendwie damit gerechnet hatte, saß der Schock tief. Es ist doch ein großer Unterschied, von einer Diagnose zu sprechen und sie fix zu haben!

Am Abend verständigte mein Mann die zukünftigen Großeltern. Beide Familien waren zwar betroffen, haben uns aber ihre volle Unterstützung angeboten. Das Internet war uns in dieser Zeit eine große Hilfe. Wir nahmen Kontakt zu einer Selbsthilfegruppe für Kinder mit Down-Syndrom und einer Familie in Wien auf.

Gut – fassen wir zusammen: In der 13. Woche hatte ich Blutungen, die unser David wider Erwarten überstanden hat. Weitere Blutungen sind unwahrscheinlich, weil die Plazenta vom Muttermund weg gewachsen ist. In der 17. Woche bekamen wir die Diagnose Trisomie 21, sonst konnten bis jetzt weder organische noch körperliche Fehlbildungen festgestellt werden – die Prognose war also nicht so schlecht. Plan für die nächsten Wochen: Informationen sammeln, die Selbsthilfegruppe besuchen, Kontakt zu weiteren Familien aufnehmen ...

Aber es kam anders:
Am Donnerstag um 4.30 Uhr in der Früh wachte ich auf, ich hatte das Gefühl im Nassen zu liegen. Zuerst hatte ich ja unsere Katze in Verdacht, das hat sich aber (leider) nicht bestätigt. Die Fruchtblase war geplatzt!!! Ich weckte sofort meinen Mann, der nach kurzer Überlegung zuerst im Krankenhaus anrief und sich ein freies Bett zusichern ließ, und schließlich die Rettung verständigte.

Ich lag einstweilen mit Tränen in den Augen und Schüttelfrost vor lauter Angst im Bett – 1000 Gedanken schossen mir durch den Kopf. Trotz der totalen Panik und Machtlosigkeit, die uns beide so plötzlich überfallen hat, verlief das Zusammenpacken der Krankenhaustasche erstaunlich gefasst ab. Wir waren beide überzeugt – jetzt ist es aus. In dieser frühen Woche ein Verlust von so viel Fruchtwasser – das wird nichts mehr. Jetzt war ich in der gleichen Situation wie meine ehemalige Bettnachbarin.

Im Krankenhaus plötzlich Entwarnung: Ich hatte tatsächlich Fruchtwasser verloren, aber es war noch genug vorhanden, und David lebt!! Ich konnte es nicht glauben. Wie konnte das sein? Im Bett war alles nass und jetzt soll immer noch genug Fruchtwasser da sein? Die Ärztin muss sich geirrt haben! Aber sie hat sich nicht geirrt. Nach mehreren Tests und Untersuchungen stand fest: Ich hatte einen hohen Blasensprung (die Fruchtblase ist nicht beim Muttermund geplatzt, sondern weiter oben), und es war noch genügend Fruchtwasser vorhanden. Mit etwas Glück schließt sich die Fruchtblase wieder und das Fruchtwasser bildet sich nach. Weiters hatte ich eine *leichte* Entzündung, die mit Antibiotika behandelt wurde.

Ich war komplett fertig. Ist unser David ein Glückskind, das alle Komplikationen unbeschadet übersteht, oder sind all diese Komplikationen Zeichen, die Schwangerschaft doch abzubrechen?

In den letzten 28 Tagen ist folgendes passiert: Blutungen und zum ersten Mal die Angst, unser Zwergi zu verlieren. Dann die Fruchtwasseruntersuchung, das Ergebnis, der Blasensprung und zum zweiten Mal die Angst, unseren David zu verlieren.

Wie geht's jetzt weiter?

Was steht uns noch alles bevor?

Wie lang halt ich das noch aus?

Sind diese ganzen Komplikationen nur Prüfungen, die wir bestehen müssen, oder doch vielleicht deutliche Zeichen meines Körpers, die Schwangerschaft abzubrechen?

Die Schwangerschaft abbrechen!! Niemals könnte ich das tun!! Ich kann doch nicht unser Wunschkind töten!!!

Aber wie wäre es, wenn David auf der Welt wäre?
Wie stark wäre seine Behinderung?
Wie sehr würde die neue Situation unsere Beziehung belasten?

Bis jetzt war es schon alles andere als leicht, aber wie geht die Schwangerschaft weiter?

Es besteht immer noch die Gefahr, dass sein Herz einfach so aufhört zu schlagen, bevor er auf die Welt kommt. Das Risiko liegt immerhin bei 30 Prozent!

Wie schaff ich das psychisch?

Wie halte ich das Warten zwischen den Ultraschallkontrollen aus?

Nehmen wir mal an, es geht alles gut – hab ich dann noch die Kraft, ein behindertes Kind zu versorgen?

Was ist, wenn er dann zu der Behinderung noch andere organische Probleme hat – wie z. B. einen Herzfehler? Wenn er vielleicht operiert werden muss!?

Hält das unsere Beziehung aus?

Aber trotz allem – abbrechen? Ihm doch keine Chance geben?

Darf ich so was überhaupt entscheiden?

Darf ich Gott spielen?

Kann überhaupt irgendwer mit den Konsequenzen so einer Entscheidung leben, geschweige denn ich?

Lieber ein Ende mit Schrecken als ein Schrecken ohne Ende?

In den nächsten Tagen im Krankenhaus hatte ich mehr als genug Zeit, über alles nachzudenken. Jeden Tag kam die Psychologin vorbei, die Schwestern nahmen sich viel Zeit, mit mir zu sprechen und etwaige Fragen zu beantworten.

Einige Umstände »beunruhigten« uns sehr: Im Internet liest man viel von Familien, die mit der Behinderung ihres Kindes gut zurechtkommen.

Aber ist das wirklich immer so?

Was ist mit den Familien, die sich das viel einfacher vorgestellt haben, bei denen dann vielleicht die Beziehung daran zerbrochen ist und das Kind jetzt in einem Heim ist?

Es gibt unzählige Geschichten von »Erfolgsberichten«, aber niemand schreibt, was schlimmstenfalls passieren kann. Es gibt einige wirklich bemerkenswerte Berichte von Kindern, die dann im späteren Leben alleine in einer (betreuten) Wohnung (Wohngemeinschaft) leben und sogar einer Arbeit nachgehen – sich selbst erhalten können!! Aber was ist das andere Ende der Skala?

Wie viele Kinder lernen nicht einmal sprechen?

Wie viele bleiben bis an ihr Lebensende ein Pflegefall?

Wie viele Beziehungen sind daran zerbrochen? Trauen wir uns das wirklich zu?

Leider kann der Grad der Behinderung erst im Laufe der ersten Lebensmonate bzw. Jahre festgestellt werden.

Nach fünf Tagen Krankenhausaufenthalt (ein Montag) gab es wieder neue Ultraschallbefunde: Die Sicht beim Ultraschall war eingeschränkt, das könnte ev. auf Blut im Fruchtwasser hindeuten. Das Ödem rund um den Oberkörper war auf ca. 3 mm gewachsen, hat sich auch auf den Popo ausgeweitet und war, obwohl die Sicht nicht gut war, deutlich zu sehen. Lt. Professor könnte dies ein Hinweis auf einen schweren Herzfehler sein. Die Nackenfalte war in Relation zum Kind auf ca. 1 cm gewachsen. Wieder die Frage: »Haben Sie sich überlegt, die Schwangerschaft eventuell abzubrechen?« – »Ja, aber wir haben uns noch nicht entschieden.« – »Lassen Sie sich Zeit damit!«

Ich glaube, das war der Zeitpunkt, wo ich begriff, dass ich mich bereits entschieden hatte. Aber ich konnte diesen Satz »Wir brechen die Schwangerschaft ab« nicht aussprechen, ohne in Tränen auszubrechen.

An diesem Montag hatte ich zum ersten Mal einen Abbruch in Erwägung gezogen.

Der nächste Tag war ein Horror. Wenn ich nur daran dachte, unseren David vielleicht wieder herzugeben, kamen mir die Tränen. Immer wieder kamen dieselben Fragen hoch:
Darf ich das entscheiden?
War es nicht doch vielleicht Schicksal, dass er sich uns als Eltern ausgesucht hat?
Wie kann ich mit dieser »Schuld« leben?
Aber auch:
Was werden Freunde/Bekannte sagen?
Wie werden die Kollegen in der Firma reagieren, wenn ich ohne Bauch wieder da bin?
Wie halt ich die ganzen Fragen von Familie/Freunden/Bekannten/Kollegen aus?
Zwei meiner größten Ängste war auch, ob man irgendwann weiß, dass man sich entschieden hat, und woher man weiß, dass diese Entscheidung richtig ist. Bei diesen Fragen konnte mir die Psychologin weiterhelfen: Wenn man sich richtig entschieden hat, weiß man es einfach. (Im Nachhinein kann ich sagen, sie hatte Recht.)
An diesem Abend war der Knackpunkt: Mein Mann kam am Abend zu mir und wir sprachen noch mal beide Möglichkeiten durch. Im Laufe dieser Überlegungen kamen mir wieder Tränen in die Augen. Kurze Zeit später schaute eine Schwester herein und setzte sich zu uns. Im weiteren Gespräch wurde mir klar – mein Verstand hatte sich bereits für einen Abbruch entschieden.
Am Anfang war uns klar: Wir geben David eine Chance, auch weil man vor Schwierigkeiten nicht einfach so davonläuft. Mir ist allerdings klar geworden, dass ich nicht vor der Behinderung und den dadurch entstehenden Problemen davonlief,

sondern vor dem Abbruch. Ich wollte auf keinen Fall meinen Sohn töten.

Mein Verstand hatte sich bereits entschieden – aber mein Herz nicht.

Langsam wurde mir jedoch bewusst, dass man sehr wohl sein Schicksal selbst in die Hand nehmen darf. Es gibt fast immer mehrere Möglichkeiten, für die Konsequenzen ist jeder selbst verantwortlich. Ich erspare dadurch uns, aber auch ganz sicher David eine ganze Menge Leid. Ein ganz wichtiger Aspekt bei der Entscheidung war auch die psychische Belastung. Ich konnte mir vor lauter Angst vor der restlichen Schwangerschaft und der schwierigen Situation nachher kaum noch vorstellen, die Schwangerschaft zu beenden.

Die Entscheidung war gefallen – wir brechen die Schwangerschaft ab.

Der Mittwoch war dazu da, um unsere Entscheidung noch mal in Ruhe zu überdenken und um ganz sicher zu sein, dass die Entscheidung richtig ist.

Am Donnerstag ging's los. Bei der Visite gaben wir unsere Entscheidung bekannt. Die Einleitung würde mittels Zäpfchen erfolgen, drei Mal ein Stück alle drei Stunden. Vorher hatten wir noch ein medizinisches Aufklärungsgespräch mit dem Professor. Alle medizinischen Risiken wurden erörtert, ich wurde über den Ablauf der Einleitung, über Schmerzmittel und über die verschiedenen Arten der Narkose informiert. Danach folgte die internistische Freigabe für die mir bevorstehende Operation (Kürettage).

Um ca. 12 Uhr war alles erledigt und ich erhielt mein erstes Zäpfchen. Wider Erwarten hatte ich nach dem letzten Zäpfchen um 18 Uhr so starke »Regelschmerzen«, dass ich zum Einschlafen Schmerzmittel forderte. Das Krankenhaus ermöglichte meinem Mann, während der gesamten Einleitung bei mir zu bleiben, er konnte sogar in meinem Zimmer schlafen. Das Schmerzmittel wirkte wunderbar – ich konnte gut schlafen (in den letzten Nächten waren es kaum mehr als vier Stunden). Mitten in der Nacht wachte ich auf – Blasensprung. Schmerzen hatte ich jedoch keine mehr.

Am nächsten Morgen (Freitag) wurde der Muttermund kontrolliert – er war etwas verkürzt und weich. Es folgten wieder drei Zäpfchen im Abstand von drei Stunden. Diesmal hatte ich überhaupt keine Schmerzen. Am Nachmittag setzten starke Blutungen ein – das war aber kein Grund zur Besorgnis.

Kurz nach dem Beginn der Blutungen wieder eine Hiobsbotschaft: David hat eine Translokationstrisomie. Das heißt in unserem Fall, dass das dritte Chromosom 21 am Chromosom 14 hängt. Dies kommt bei ca. 7 Prozent der Trisomie-Fälle vor. Die Chance, danach wieder ein Kind mit Trisomie 21 zu bekommmen, liegt – wenn's wirklich vererbt ist – (das kommt in ca. 30% der Fälle vor) zwischen einem und 30%.

So etwas zu hören, während man gerade absichtlich die Geburt des ersten Kindes einleitet, ist nicht schön. Mir kamen die Tränen, und ich hab fast nichts verstanden, was die Ärztin erklärt hat. Mein Mann hat mir nachher alles noch mal erklärt. Uns wurde Blut für eine genetische Untersuchung abgenommmen, das Ergebnis würden wir in drei Wochen bekommen.

Am Samstag war Pause – angeblich dauert so eine Einleitung manchmal länger. Ich war fest davon überzeugt, dass es am Sonntag so weit sein wird.

Tja, so kann man sich irren. Am Sonntag wieder alle drei Stunden drei Zäpfchen, sonst tat sich nichts. Wieso dauert das sooo lange? Kann nicht einmal die Geburtseinleitung nach dieser

Horror-Schwangerschaft normal schnell gehen? Es war paradox: Ich lag im Bett und wünschte mir nichts mehr, als dass mein Kind möglichst schnell auf die Welt kommt, obwohl ich wusste, es wird nicht leben.

Am Montag lagen unsere Nerven blank. Es ist der fünfte Tag der Einleitung. Lt. Visite wird morgen das Präparat gewechselt, wenn sich heute wieder nichts tun würde. Mein Mann fuhr für einige Stunden in die Firma, das *Warten* zehrte auch an seinen Kräften. Am Vormittag kam die Psychologin vorbei, dann ging es wieder besser. Um 9 und um 12 Uhr bekam ich wieder meine Zäpfchen. Ich hatte zwar leichte Regelschmerzen, aber noch lang nicht so starke wie am ersten Tag der Einleitung. So gegen 13 Uhr wurden die Schmerzen stärker, ich verständigte meinen Mann. Um 15 Uhr war es dann soweit – ich wurde in den Kreißsaal gebracht.

Das war sehr traurig. Ich wusste zwar schon die ganze Zeit, dass es bald soweit sein würde, aber plötzlich war es ganz fix. Ich würde in den Kreißsaal kommen, und nach einigen Stunden würde die Schwangerschaft wirklich ganz vorbei sein. Aus, Schluss, nicht mehr schwanger. Andererseits aber auch keine Komplikationen mehr!!

Ich hatte zwar Wehen, aber nicht stark genug für eine Geburt. Also ließ ich mir eine PDA[18] legen, damit ich sowohl Schmerzmittel als auch Wehenmittel bekommen konnte.

Den ganzen Abend über hatte ich furchtbare Angst: einerseits vor der Geburt und der Zeit danach, andererseits vor den Komplikationen, die PDA, Vollnarkose und Kürettage mit sich

---

[18] Durch eine Peridualanästhesie wird der Unterkörper vom Rippenbogen bis zum Steißbein schmerzunempfindlich gemacht. Die Wehentätigkeit verlangsamt sich, und die gebärende Frau kann – mit dem gefühllos gewordenen Unterleib – nicht mehr aktiv mitpressen, wodurch sich die Geburt verlängert.

bringen. Beim Legen der PDA war mein Blutdruck vor lauter Angst kurzzeitig auf 85:35 gesunken. Wenigstens waren nachher die Schmerzen weg. Mittlerweile war es ca. 22 Uhr und der Professor versicherte mir, dass es heute noch soweit sein würde. Und tatsächlich: Am 26. Jänner (exakt 20 Wochen vor dem errechneten Geburtstermin) um 23.15 Uhr war es soweit bzw. vorbei. David war da. Er wurde gemessen, gewogen und fotografiert. Er war 22 cm lang und 221 Gramm schwer. Nachdem ihn mir die Hebamme und mein Mann genau beschrieben hatten, bekam ich ihn in den Arm. Unglaublich. So klein und alles dran! Sogar die Fingernägel! An seiner Handfläche konnte man sogar die 4-Finger-Furche erkennen (typisches Merkmal für Down-Syndrom).

Nachdem wir ihn begrüßt hatten, mussten wir uns nun von ihm verabschieden. Nach nur 20 Wochen mussten wir ihn wieder gehen lassen.

Es folgte die Kürettage mit Vollnarkose, um ca. 2.30 Uhr war ich wieder in meinem Zimmer.

Die folgenden zwei Tage waren ein Gefühlschaos. Einerseits unendlich traurig, andererseits erleichtert. Es ist vorbei – überstanden.

Mittwoch Vormittag wurde ich aus dem Spital entlassen – die erste Zeit daheim war schlimm. Den ganzen Tag alleine, keine Visite, keine Psychologin, keine Schwestern ... nur der Fernseher ... und jede Menge Schwangere. Andauernd war irgendwer schwanger. In verschiedenen TV-Sendungen, in fast allen Zeitungen, auf der Straße, im Freundeskreis, im Büro ... na ja. Die Eifersucht geht auch wieder vorbei.

Mein Taschentuchverbrauch hat sich zusehends verringert. Von anfangs fünf Taschentücher auf drei Stück täglich.

Einige Tage später besuchten wir die Babyabteilung am Friedhof. Wir wussten, dass David noch nicht begraben war (Kinder unter 500 Gramm werden kremiert und kommen in ein Sammelgrab), das spielte aber keine Rolle. Wichtig war uns, nur einen Ort zu haben, um ihn besuchen zu können.

Der Besuch am Friedhof tat uns gut – schon um zu wissen, dass wir nicht alleine sind.

Gegen Ende meines Krankenstands (eineinhalb Wochen) hatte ich meine Generalprobe; Ich ging zum Frisör. Meine Frisörin wusste von meiner Schwangerschaft, und ich war sicher, dass sie mich darauf ansprechen würde. Sie tat es und stellte mir nach einiger Zeit viele Fragen. Das Gespräch tat mir sehr gut und mir kamen kein einziges Mal Tränen in die Augen. Generalprobe bestanden! Ich konnte also wieder arbeiten gehen!

Meinen Chef informierte ich während der ganzen Schwangerschaft laufend über den Stand der Dinge, so auch über die Beendigung. Er war sehr verständnisvoll.

Nach drei Wochen erfuhren wir, dass Davids Trisomie nicht vererbt wurde. Somit besteht für weitere Kinder keine unmittelbare Gefahr, aber doch ein erhöhtes Risiko, weil manche Zell- oder Chromosomenstörungen nicht erkannt werden können. Lt. Genetiker liegt das Risiko bei ca. einem Prozent.

Aus heutiger Sicht (knapp vier Wochen nach der Fehlgeburt) kann ich noch nicht mit Sicherheit sagen, ob wir das Risiko eingehen werden. Als Alternative würden wir Kinder aus dem Ausland adoptieren. Wir werden uns cirka ein halbes Jahr Zeit geben, um Abstand gewinnen zu können, den Trauerprozess abschließen und dann eine Entscheidung treffen.

In drei Wochen werden wir auf Urlaub fahren – eine Kreuzfahrt. Das wollten wir immer schon machen, entweder bevor wir Kinder haben, oder wenn sie älter sind. Tja, und jetzt machen wir die Reise zwischen den Kindern.

Ich versuchte, möglichst ruhig und gelassen zu wirken
Peter Westmüller

Endlich war es so weit. In ein paar Minuten würde ich zum ersten Mal unser Baby sehen. Es war zwar bereits der dritte Termin beim Gynäkologen seit dem Beginn der Schwangerschaft, meine Frau war auch schon in der 12. Schwangerschaftswoche, aber ich war bei den vorherigen Besuchen nie dabei gewesen. Nach relativ kurzer Wartezeit im hypermodernen Wartezimmer, wo wir als einziges Paar den wohlwollend überheblichen »Jetzt-kommt-der-Pappi-Buzzi-schauen-Blicken« der übrigen Frauen ausgesetzt waren, wurden wir aufgerufen. Der Arzt sah genauso aus, wie ich ihn mir auf Grund der Schilderungen meiner Frau und dem Eindruck, den die Ordination auf mich gemacht hatte, vorgestellt hatte: Mitte fünfzig, schlank, braungebrannt, leicht grau meliertes Haar, höflich aber bestimmt und zielstrebig – schließlich waren wir nicht seine einzigen Patienten. Nach kurzem Gespräch bat er uns ins Untersuchungszimmer zum Ultraschall. Ich hatte mir von meiner Frau bereits vorher schildern lassen, wie eine solche Ultraschalluntersuchung abläuft, und mir überlegt, wo ich mir am wenigsten deplaziert vorkommen würde, wenn der Arzt damit beschäftigt ist, eine Ultraschallsonde in die Scheide meiner Frau einzuführen. Ich stellte mich also ans Kopfende des Untersuchungssessels und konzentrierte mich auf den Monitor, auf dem meine Frau und ich die Ultraschalluntersuchung mitverfolgen konnten. Dort tauchte auch bald ein Ultraschallbild auf, und wir verfolgten fasziniert die Erklärungen des Arztes. Seinem Schildern nach war alles in Ordnung, und ich konzentrierte mich gerade darauf, stolze Vatergefühle für ein Bild auf einem Monitor zu entwickeln, als der Arzt meinte: »Die Nackenfalte gefällt mir nicht. Sie ist mit 3,0 mm auffällig dick, aber das muss noch nichts heißen«.

Bis zu diesem Zeitpunkt war eigentlich alles perfekt gelaufen. Erst zwei Monate vorher hatten wir am Geburtstag meiner Frau geheiratet (nachdem wir uns ein halbes Jahr vorher an meinem Geburtstag verlobt hatten). Alles lief wie geplant, inklusive Hochzeitsreise, auf der es offensichtlich auch mit unserem Kinderwunsch sofort geklappt hatte. Entsprechend groß war die Freude, als wir den positiven Schwangerschaftstest in der Hand hielten. Wir hatten uns auch rasch auf Namen geeinigt: ein Bub sollte David heißen, ein Mädchen Christina. Auch meine Eltern und Schwiegereltern waren erwartungsgemäß aus dem Häuschen vor Freude auf das erste Enkelkind, und keiner rechnete damit, dass irgendetwas nicht so weitergehen würde wie geplant.

Theoretisch wussten wir natürlich über mögliche Schwangerschaftskomplikationen Bescheid, denn wir hatten uns darüber informiert, nachdem wir den positiven Schwangerschaftstest hatten, und Dank des Internets war es ja kein Problem, sich auf Knopfdruck mit Unmengen von Information zu versorgen. Was wir aber fanden, bestätigte, was wir uns bereits gedacht hatten und beruhigte uns sehr: Nach dem Stand der Wissenschaft hatten wir optimale Voraussetzungen, ein gesundes Kind zu bekommen: Wir waren beide jung (meine Frau 24 Jahre, ich 29 Jahre), Nichtraucher, tranken, seitdem wir ein Kind planten, keinen Tropfen Alkohol und meine Frau befolgte alle anderen Ratschläge für schwangere Frauen – vom täglichen Obstessen bis zum Verzicht auf rohen Fisch.

Durch unsere Recherche wussten wir natürlich auch, was eine dicke Nackenfalte bedeutete: Es konnte ein Hinweis auf Trisomie 21 (Down-Syndrom) sein. Nachdem dies die häufigste Chromosomenstörung beim Menschen ist, gab es natürlich viel Information darüber und es war auch ein viel diskutiertes Thema unter Schwangeren. Besonders viel diskutiert wurden pränatale Testmethoden, die auf ein Vorliegen einer Trisomie hindeuteten und vor allem was die Ergebnisse bedeuten. Wir wussten bereits, dass auf Grund unseres Alters die Wahrscheinlichkeit, ein Kind mit Trisomie 21 zu bekommen, bei 1:900 lag. Meist wurde das interpretiert als »Da kann eigentlich nichts sein«. Natürlich war mir als Naturwissenschaftler klar, dass das so nicht stimmt, denn es hieß ja nichts anderes, als dass eine Schwangerschaft unter 900 betroffen war, und für diese eine Schwangerschaft ist es natürlich gleichgültig, ob es sich jetzt um eine Schwangerschaft unter 900 handelt oder um eine unter 100 oder 200. Die Diagnose einer zu dicken Nackenfalte war ein »Hinweis« auf eine Trisomie, aber keine eindeutige Diagnose. In unserem Fall hieß das, dass das Risiko für eine Trisomie von 1:900 auf 1:127 gestiegen war.

Mit der schlechten Nachricht betreffend der Nackenfalte war die Ultraschalluntersuchung zu Ende, und während sich meine Frau wieder anzog, meinte der Arzt: »Zur Abklärung sollte man eine Fruchtwasseruntersuchung machen, um zu entscheiden, ob die Schwangerschaft abgebrochen werden soll oder nicht.« Noch bevor ich etwas sagen konnte, meinte meine Frau aus der Umkleidekabine, in der sie sich gerade wieder anzog, heraus: »Eine Abtreibung kommt für mich nicht in Frage.« Worauf der Arzt meinte, wir könnten uns das noch überlegen, er würde vorschlagen, in einer Woche wieder einen Ultraschall zu machen, und dann würde man weitersehen. Wir erhielten noch ein Video von der Ultraschalluntersuchung, machten einen erneuten Termin in einer Woche aus und verließen die Ordination. So hatte ich mir das erste Kennenlernen meines Kindes nicht vorgestellt.

In dieser Woche trösteten wir uns damit, dass das alles ja noch nichts heißen müsste. Wir sprachen eigentlich kaum darüber, was wir tun würden, wenn sich die Trisomie 21, oder eine andere schwer wiegende Komplikation bestätigen würde. Das lag zum einen daran, dass meine Frau immer noch meinte, dass eine Abtreibung nicht in Frage käme, und damit war es schwer, eine Diskussion zu führen. Dazu hätte ich, um eine Diskussion überhaupt erst zu ermöglichen, nämlich zuerst grundsätzlich für eine Abtreibung argumentieren müssen, und das wollte ich nicht. Außerdem war ja noch gar nichts endgültig und alles konnte sich nach wie vor in Wohlgefallen auflösen.

Eine Woche später konnte ich aus beruflichen Gründen nicht bei der Untersuchung dabei sein, aber meine Frau teilte mir die schlechten Nachrichten sofort am Telefon mit: Nicht nur, dass die Nackenfalte nach wie vor zu dick war, war jetzt auch noch ein Ödem am Oberkörper dazu gekommen. Was das bedeutete, konnte (oder wollte) der Arzt nicht sagen, jedenfalls überwies er meine Frau in ein PND-Zentrum zur weiteren Abklärung. Meine Frau fuhr auch noch am selben Tag zur Untersuchung ins Krankenhaus, wo aber auch nur die Ultraschalldiagnosen des Arztes bezüglich der Nackenfalte und des Oberkörperödems bestätigt wurde. Zur genauen Abklärung schlugen die Ärzte eine Chorionzottenbiopsie vor. Bei dieser Untersuchung wird mittels einer Nadel Gewebe aus der Plazenta entnommen, und da auch kindliche Zellen dabei sind, können diese genetisch untersucht werden und Chromosomenfehler wie z.B. Trisomien festgestellt werden. Diese Diagnose ist dann eindeutig, d.h. das Ergebnis ist nicht wie bei der Nackenfaltenmessung die Angabe eines Risikos, mit welcher Wahrscheinlichkeit mit einer Trisomie zu rechnen ist, sondern eine klare Aussage, ob eine Trisomie vorliegt oder nicht. Allerdings wiesen die Ärzte auch darauf hin, dass die Untersuchung nicht ganz gefahrlos für die Schwangerschaft sei, und da war wieder einmal von Wahrscheinlichkeiten die Rede: Das Risiko für Komplikationen bei der Untersuchung liege bei 1%.

Einerseits wollte meine Frau nach wie vor eine Abtreibung nicht in Erwägung ziehen, was es fraglich erscheinen ließ, ob es sinnvoll wäre, diese Untersuchung durchzuführen, andererseits war der Gedanke, dann sicher Bescheid zu wissen, verlockend. Für mich war die Sache klar: Ich wollte wissen, woran wir waren, um dann auf Basis gesicherter Fakten weiter zu denken. Mir war klar, dass wir den Gedanken an ein Kind mit Trisomie solange von uns wegschieben würden, bis es endgültige Gewissheit war, und wir erst dann beginnen würden, uns darauf einzustellen und uns ernsthaft mit diesem Thema auseinanderzusetzen. Für meine Frau stand die Angst vor der Untersuchung im Vordergrund. Der Gedanke, dass eine Nadel in ihren Bauch gestochen würde, beunruhigte sie sehr, trotz aller Versicherung der Ärzte, dass die Untersuchung nicht unangenehmer sei als eine Blutabnahme. Nach wie vor war sie nicht bereit, eine Schwangerschaftsunterbrechung als ernsthafte Alternative auch nur durchzudenken oder zu diskutieren, aber schließlich wollte auch sie Gewissheit haben, woran wir waren, und machte einen Termin für die Untersuchung aus – aber es kam anders.

Einen Tag später rief mich meine Frau wieder im Büro an und sagte, sie hätte Blutungen und mache sich auf den Weg ins

Spital. Ich war gerade auf dem Weg zu einem Meeting, das ich nicht absagen konnte, und versprach, so schnell wie möglich nachzukommen. Als ich endlich im Krankenhaus eintraf, waren bereits alle Untersuchungen gemacht und es hatte sich herausgestellt, dass die Ursache für die Blutung ein 7 mm großes Hämatom [Bluterguss] in der Plazenta war. Außerdem war bei der Ultraschalluntersuchung festgestellt worden, dass die Plazenta vor dem Muttermund lag. Die Behandlung bestand aus relativer Bettruhe und der Versicherung, dass die Plazenta durch das Wachstum der Gebärmutter mit großer Wahrscheinlichkeit von alleine wieder vom Muttermund wegwachsen würde – wieder einmal ein Fall für die Wahrscheinlichkeitsrechnung und Statistik, denn sicher war das natürlich nicht. Und falls die Plazenta am Ende der Schwangerschaft noch immer vor dem Muttermund läge, würde das einen Kaiserschnitt notwendig machen. Soweit waren wir aber noch lange nicht, denn zuerst einmal bedeuteten die Blutungen vor allem, dass die Chorionzottenbiopsie nicht durchgeführt werden konnte, sondern dass vereinbart wurde, in einigen Wochen eine Fruchtwasseruntersuchung zu machen. Ich hatte den Eindruck, dass meine Frau darüber nicht wirklich unglücklich war, war sie damit der großen Nadel in ihrem Bauch doch noch einmal – zumindest vorerst – entkommen. Nach fünf Tagen wurde meine Frau wieder aus dem Krankenhaus entlassen, und da dies knapp vor Weihnachten war, wurde der Termin für die Fruchtwasseruntersuchung für den 9. Jänner angesetzt.

Die folgenden Wochen verliefen ruhig, wir feierten Weihnachten »zu dritt«. Zum ersten Mal in unserem Leben waren wir am 24. Dezember nicht bei unseren Eltern, sondern mit uns und dem Baby im Bauch alleine. Natürlich war da noch immer der Gedanke an die Nackenfalte und das Oberkörperödem im Hinterkopf, aber wir beruhigten uns immer mit dem Gedanken, dass die Wahrscheinlichkeiten mit 1:127 ja nicht so schlecht stünden und schon alles gut gehen würde.

Schließlich kam der Tag der Fruchtwasseruntersuchung. Ich hatte mir frei genommen und begleitete meine Frau ins Krankenhaus. Es wurde vorher wieder ein Ultraschall gemacht und festgestellt, dass Nackenfalte und Oberkörperödem unverändert waren. Die Untersuchung verlief problemlos, ich hatte mich wieder – inzwischen ja schon erfahren – am Kopfende der Untersuchungsliege postiert, meine Hand auf der Schulter meiner Frau und konzentrierte mich wieder auf den Monitor, auf dem wir die Untersuchung (die unter Ultraschallkontrolle stattfand) verfolgen konnten. Nach ein paar Minuten war alles vorbei, uns wurde noch mitgeteilt, dass das Ergebnis normalerweise in drei Wochen vorliegen würde, in unserem Fall würde aber ein Schnelltest gemacht, sodass mit dem Ergebnis schon in ein paar Tagen zu rechnen sei. Wir erhielten noch eine Telefonnummer, bei der wir dann anrufen sollten, um das Ergebnis zu erfahren – und gingen.

Noch bevor wir uns aber nach Ablauf der angegebenen Zeit melden konnten, wurden wir vom Krankenhaus angerufen, und es wurde uns mitgeteilt, dass das Ergebnis vorliege. Es wurde ein Termin für ein Gespräch ausgemacht, bei dem uns das Ergebnis mitgeteilt werden würde. Das machte uns stutzig, denn bei der Untersuchung war uns gesagt worden, dass wir das Ergebnis am Telefon erfahren würden und nicht, dass wir telefonisch einen Termin ausmachen würden. Hieß das vielleicht, dass die guten Nachrichten am Telefon mitgeteilt wurden und die schlechten nur persönlich? Andererseits konnte es auch sein, dass alle Ergebnisse nur in einem persönlichen Gespräch mitgeteilt wurden und nicht am Telefon, und sich die Ärztin bei der Fruchtwasseruntersuchung nur nicht klar ausgedrückt hatte. Jedenfalls war uns nicht ganz wohl bei der Sache, und meine Frau und ich überlegten zum ersten Mal ernsthaft, was wir im Falle einer Trisomie-Diagnose tun würden. Immer noch stand für meine Frau eine Schwangerschaftsunterbrechung nicht zur Diskussion und damit waren alle Überlegungen und Diskussionen relativ schnell zu Ende: Wenn das Kind wirklich Trisomie hatte, würden wir es trotzdem lieb haben, natürlich bestmöglich fördern und trotz aller Schwierigkeiten glücklich damit sein.

Am Tag des Diagnosegesprächs war ich nicht dabei, da ich beruflich im Ausland war. Entsprechend nervös hatte ich natürlich die ganze Zeit das Handy bei mir und wartete auf einen Anruf meiner Frau. Gegen 11.00 Uhr am Vormittag läutete das Handy und meine Frau teilte mir in Tränen aufgelöst mit, dass die Diagnose ein Bub mit Trisomie 21 sei. Aus dem Tonfall und den Tränen war klar, dass meine Frau völlig am Ende war, und ausgerechnet jetzt stand ich 1500 km weit weg mit einem Geschäftspartner im Zimmer und dem Handy in der Hand. Ich versuchte möglichst ruhig zu klingen und meinte, dass das auch nicht so schlimm sei, wir hätten ja darüber gesprochen und uns darauf geeinigt, dass eine solche Diagnose auch kein Weltuntergang wäre. Ich war mir zwar nicht sicher, ob das meiner Frau wirklich half, aber mehr konnte ich im Augenblick nicht tun. Was ich zu dem Zeitpunkt nicht wusste war, dass meine Frau zu diesem Zeitpunkt bereits bei einer Psychologin war. Schon bei der Eröffnung der Diagnose war sie dabei gewesen, um ihr zu helfen, über den ersten Schock hinwegzukommen, und aus dem Zimmer der Psychologin hatte mich meine Frau dann angerufen. Da ich nach dem Gespräch weiterarbeiten musste, versuchte ich zunächst, über all das nicht weiter nachzudenken, sondern verschob alle weiteren Gedanken auf später, wenn ich wieder zu Hause war.

Wieder zu Hause war alles ein bisschen unwirklich. Jetzt stand es zwar fest, aber unser Vorhaben, das alles auf jeden Fall zu schaffen, erschien mir nicht mehr so realistisch wie zu der Zeit vor der endgültigen Diagnose, als wir es uns vorgenommen hatten. Jetzt war es nicht mehr eine Herausforderung, der man sich stellen müsste und die man schon irgendwie bewältigen würde, sondern in erster Linie ein Problem, das das ganze Leben (und auch das ganze mit Kindern geplante Leben) auf den Kopf stellen würde. Je länger ich darüber nachdachte, desto mehr wurde mir klar, dass wir gar nicht so genau wussten, auf was wir uns da eingelassen hatten. Ich sprach auf jeden Fall am nächsten Tag mit meiner Vorgesetzten in der Firma über die Möglichkeit, in eine andere Abteilung zu wechseln, um in Zukunft weniger reisen zu müssen, und stieß dabei auch auf vollstes Verständnis.

Von der Diagnose informierten wir unsere Eltern, die dann das Berichten an die restliche Verwandtschaft übernahmen. Die Reaktion meiner Eltern war so wie ich erwartet hatte: Meine Eltern meinten nur, wir sollten uns das weitere Vorgehen gut überlegen, sie würden uns auf jeden Fall mit allen Mitteln unterstützen. Überraschenderweise meinten meine Schwiegereltern als erste Reaktion, sie hätten vollstes Verständnis dafür, wenn wir uns für eine Abtreibung entscheiden würden. Überraschenderweise deshalb, weil ich meine Schwiegereltern als sehr wertkonservative Menschen kennen gelernt hatte, die jeden Sonntag eine katholische Messe besuchten. Diese Einstellung überraschte auch meine Frau, die damit nie im Leben gerechnet hätte. Wir meinten, dass wir uns eine Abtreibung nicht vorstellen könnten, sondern uns jetzt darauf vorbereiten würden, ein Kind mit Trisomie 21 zu bekommen.

Ich recherchierte im Internet, um soviel wie möglich über Trisomie 21 zu erfahren, um besser einschätzen zu können, was uns erwarten würde. Als Biologe, der in der klinischen Forschung tätig ist, stürzte ich mich natürlich vor allem auf wissenschaftliche Literatur und Fachartikel. Die Recherche war insofern einfach, als es Unmengen von Information über Trisomie 21 gab, allerdings war die Information nicht sehr ergiebig. Wie ein roter Faden zogen sich die Worte »Möglichkeit« und »Bandbreite« durch alle Berichte, die ich fand. Es gab eine Vielzahl von möglichen Komplikationen, die alle eine große Bandbreite an Schweregraden aufwiesen: Bei den Herzfehlern ging es von leicht über operabel bis zu inoperabel, bei, Nierenschäden von leicht bis schwer wiegend, bei Magen-Darm-Komplikationen von harmlos bis nicht mit dem Leben vereinbar – alles konnte sein, nichts war sicher, und alle denkbaren Kombinationen waren auch möglich. Das gleiche galt für das Ausmaß der geistigen Behinderung. Fest stand nur, dass eine geistige Behinderung immer mit dem Down-Syndrom einher geht, das war so ziemlich das einzige, was fest stand, aber dafür war hier die Bandbreite mindestens so groß wie bei den körperlichen Behinderungen. Ich war also nicht wirklich weit gekommen und noch bevor ich überlegen konnte, wie ich jetzt am besten an weitere Information kommen könnte, begann das nächste Problem.

Zwei Tage nachdem wir die Diagnose erhalten hatten, weckte mich meine Frau in der Nacht mit den Worten: »Ich lieg im Nassen«. Die Fruchtblase war geplatzt und Fruchtwasser abgegangen. Ich rief im Krankenhaus an, ließ mich in den Kreißsaal verbinden und sprach mit einer Hebamme. Die riet uns, sofort mit der Rettung ins Krankenhaus zu kommen, was wir auch sofort taten. Im Krankenhaus stellte sich zunächst nur heraus, dass wirklich die Fruchtblase geplatzt war. Meine Frau war völlig mit den Nerven am Ende und zitterte so stark, dass die Dienst habende Ärztin kaum etwas auf dem Ultraschall erkennen konnte, und mir fiel auch nicht viel ein, wie ich meine Frau beruhigen konnte. Wie sich später herausstellte, war die Trisomie-Diagnose noch nicht in den Krankenakten eingetragen (oder die Ärztin hatte sie übersehen) und sie wusste daher davon nichts und hielt uns wohl für etwas hysterisch. Das einzige, was wir erfuhren, war, dass noch Fruchtwasser vorhanden war, und das Herz des Babys noch schlug. Alles Weitere würde dann am nächsten Tag geklärt werden, denn meine Frau wurde stationär aufgenommen. Ich konnte bei ihr bleiben, und ein paar Stunden später kam dann ein Arzt für ein ausführlicheres Gespräch. In der Zeit, bis der Arzt kam, sprachen meine Frau und ich zum ersten Mal darüber, dass die Schwangerschaft eventuell kein gutes Ende nehmen würde. Wir waren uns einig, dass wir die Schwangerschaft nicht um jeden Preis fortsetzen wollten: Wenn die Fortsetzung der Schwangerschaft eine Gefahr für meine Frau bedeutete, oder wenn es klar war, dass zusätzlich zur Trisomie 21 noch weitere Beeinträchtigungen für das Leben des Kindes zu erwarten wären, würden wir uns für eine Beendigung der Schwangerschaft entscheiden.

Das Gespräch mit dem Arzt am Morgen brachte gute und schlechte Nachrichten. Die gute Nachricht war, dass nach wie vor genügend Fruchtwasser vorhanden war, die schlechte, dass bei den Untersuchungen in der Nacht eine Scheideninfektion diagnostiziert worden war. Das konnte auch die Ursache für das Platzen der Fruchtblase gewesen sein: Die aufsteigende Infektion hatte die Fruchtblase angegriffen (in der Medizin hieße das »angetaut«, erklärte uns der Arzt), bis sie schließlich platzte. Es könnte aber auch sein, dass durch die Fruchtwasseruntersuchung Keime eingetragen worden waren, die zum Platzen der Fruchtblase geführt hatten – das könnte man nicht genau sagen, aber wahrscheinlicher wäre eine aufsteigende Vaginalinfektion als Ursache. Meine Frau war der festen Überzeugung, dass die Fruchtwasseruntersuchung die Ursache sei, auch wenn sie dafür keine weitere Erklärung hatte als ihr Gefühl. Ich hatte zu diesem Zeitpunkt bereits genug von »Wahrscheinlichkeiten«, »Möglichkeiten« und »das könne man nicht genau sagen« und gab mich damit zufrieden, dass die weitere Vorgangsweise eindeutig war: Bettruhe und Antibiotikatherapie gegen die Infektion.

In den folgenden Tagen passierte nichts weiter. Ultraschalluntersuchungen ergaben, dass die Fruchtwassermenge am »unteren Rand der Norm« liege. Weiteres Fruchtwasser ging keines mehr ab, was darauf schließen ließ, dass die Fruchtblase sich wieder geschlossen hatte. Ich verbrachte soviel Zeit wie möglich im Krankenhaus. In meiner Firma hatten alle Kollegen und Vorgesetzten auch vollstes Verständnis dafür. Ich konnte mir meine Arbeitszeit frei einteilen und kommen und gehen, wann ich wollte. In dieser Zeit besuchten uns auch sowohl meine Eltern als auch die Schwiegereltern, und ich erzählte ihnen von den Ergebnissen meiner Internetrecherche bezüglich Trisomie 21. Auch meine Schwiegermutter war nicht untätig gewesen. Sie hatte sich im Gegensatz zu mir weniger auf wissenschaftliche Studien und Artikel konzentriert, sondern Erfahrungsberichte von betroffenen Eltern im Internet gesucht und ausgedruckt. Was mich dabei wunderte war, dass diese Berichte ein relativ positives Bild zeichneten. Es gab keine Erfahrungsberichte von Eltern, die mit der Situation überfordert waren, wo Familien zerbrachen, Kinder schließlich in Heimen untergebracht wurden usw. Auch als ich selber im Internet suchte, fand ich über solche Fälle keine Berichte. Aber noch bevor meine Frau und ich dazu kamen, uns weitere Gedanken darüber zu machen, gab es die nächsten Komplikationen: Zu der bakteriellen Scheideninfektion kam eine Pilzinfektion dazu. Der Arzt erklärte uns, dass dies eine Folge der Antibiotikatherapie sei, da durch die Antibiotika die Scheidenflora verändert wurde und dadurch Pilzinfektionen leichter möglich seien. Natürlich hatte er auch dafür wieder die relative Häufigkeit bei der Hand, mit der das passieren würde, und daraus ergab sich dann wieder die Wahrscheinlichkeit, mit der so eine Komplikation auftritt.

Das alles war über das Wochenende passiert, und am Montag ging es mit den schlechten Nachrichten weiter. Es wurde ein Ultraschall gemacht, bei dem aber »schlechte Schallbedingungen« herrschten. Das hieß, der Arzt konnte nicht viel erkennen. Der Grund dafür könnte nach Meinung des Arztes Blut im Fruchtwasser sein. Das wäre ein schlechtes Zeichen, aber genau könne man das nicht sagen, es wäre auch möglich, dass die schlechten Schallbedingungen andere Ursachen hätten. Wir fragten nicht nach, aber ich bin sicher, der Arzt hätte auch dafür eine Wahrscheinlichkeitsangabe gehabt. Was aber trotz der schlechten Bedingungen zu sehen war, waren »Hinweise« auf einen Herzfehler. Was jetzt kam, kannten wir schon: Sicher war nichts, möglich war alles und natürlich gab es wieder die berühmte Bandbreite von harmlos bis tödlich, »das kann man nicht sicher sagen«.

Die Station, auf der meine Frau lag, war eine Station für Pränatale Diagnostik. Hinter dem interessanten Namen verbarg sich eine Station, die auf Schwangerschaften spezialisiert war, bei denen es Probleme gab. »Nicht: schwanger-juhuu, sondern: schwanger-aber ...«, wie es meine Frau ausdrückte. Der Vorteil von dieser Station war, dass das gesamte Personal auf den Umgang mit Problemschwangerschaften spezialisiert war. Sowohl die Ärzte, aber vor allem das Pflegepersonal war ausgesprochen kompetent, aber vor allem auch freundlich und gaben einen bei aller Professionalität das Gefühl menschlicher Nähe.

Zu keinem Zeitpunkt wurden wir zu irgendetwas gedrängt, oder wurde uns von irgendjemand ungefragt seine Meinung aufgedrängt. Alle unsere Fragen wurden sofort kompetent und verständlich beantwortet. Zu dem Team auf der Station gehörte auch die Psychologin, die bereits bei der Eröffnung der Diagnose dabei war. Sie kam jeden Tag für ein Gespräch vorbei und war in der Zeit eine große Hilfe.

Durch die sich häufenden Komplikationen geriet auch die Überzeugung meiner Frau, die Schwangerschaft auf jeden Fall weiterzuführen, ins Wanken. Bis jetzt war so ungefähr alles, was schief gehen konnte, schief gegangen. Was, wenn das nach der Geburt so weiterging? Was, wenn unser Kind mit all seinen Problemen, von Herzfehler bis geistige Behinderung am unteren Ende der berühmten Bandbreite lag, wenn die echten Schwierigkeiten mit der Geburt erst begannen und nicht endeten? Die Familien, die an solchen Problemen zerbrachen, wo die Männer zu trinken begannen und die Frauen Depressionen bekamen, posten ihre Geschichte wohl nicht als Erfahrungsbericht im Internet. Vielleicht war das die Erklärung für die Diskrepanz zwischen den Berichten in der wissenschaftlichen Literatur und den Erfahrungsberichten im Internet: Eine Art Erfolgs-Bias in den Berichten, eine Positivselektion in die Richtung, dass die Familien, die mit der Situation, ein Kind mit Trisomie 21 zu haben, gut zurecht kommen, diesen Erfolg in Form von Erfahrungsberichten veröffentlichen, während die, die aus welchen Gründen auch immer an der Situation scheitern, das wohl eher nicht aller Welt kundtun.

Was sollten wir also tun? Bis jetzt war mein Leben immer in geordneten Bahnen verlaufen. Nach dem Gymnasium hatte ich Biologie studiert und arbeitete jetzt bei einem internationalen Pharmakonzern in der wissenschaftlichen Forschung. Mein Leben war auf Fakten und rationaler Überlegung aufgebaut: Wenn man ein Problem hat, dann sammelt man alle vorhandenen Informationen darüber, zieht daraus rationale Schlüsse und handelt danach. Mit diesem Verhalten und ein bisschen Selbstdisziplin und Ausdauer würde man im Großen und Ganzen ein glückliches und erfolgreiches Leben führen – dachte ich. Dazu gehört aber auch, dass man zu seinen Handlungen steht und die Konsequenzen trägt, auch wenn sie unangenehm sind: Kinder bestellt man nicht im Versandkatalog und schickt sie zurück, wenn etwas nicht so ist wie geplant. Dinge, die man beginnt, bringt man auch zu Ende und lässt nicht alles fallen, wenn die ersten Schwierigkeiten auftauchen. Auf der anderen Seite stand aber die große Angst: Was, wenn wir es einfach nicht schaffen? Wenn wir uns zuviel zumuten und am Ende alles immer schlimmer wird? Wenn wir aus dem Ehrgeiz heraus, uns und unserer Umwelt zu beweisen, dass wir es schaffen würden, uns mehr aufladen würden als wir tragen konnten, mit unabsehbaren Folgen für uns und das Kind? Was, wenn diese Prüfung sich als zu schwer für uns herausstellen würde?

Meiner Frau ging es ähnlich. Ihre anfängliche Überzeugung, auf keinen Fall die Schwangerschaft zu beenden, war durch die Serie von Komplikationen ins Wanken geraten. Wir beschlossen, die Psychologin um Rat zu fragen, wie wir in dieser Sache zu einer Entscheidung kommen könnten. Uns war klar, dass diese Entscheidung nur von uns selbst getroffen werden konnte. Bei der Entscheidung selbst konnte uns niemand helfen, aber bei dem Entscheidungsprozess, dem Weg hin zur Entscheidung konnte vielleicht Hilfe von außen hilfreich sein. So war es dann auch. In mehreren Gesprächen sowohl mit der Psychologin als auch alleine sprachen meine Frau und ich die Frage Schwangerschaftsabbruch oder nicht durch. Das erste, auf das wir stießen war, dass wir bis zu diesem Zeitpunkt eine

Abtreibung nie als gleichberechtigte Option neben dem Fortsetzen der Schwangerschaft ernsthaft gemeinsam besprochen hatten. Da meine Frau von Anfang an eine Abtreibung ausgeschlossen hatte, war ein Gespräch darüber blockiert, weil ich dadurch automatisch in die Rolle gedrängt worden wäre, für eine Abtreibung zu argumentieren. Es wäre von Anfang an eine Diskussion mit verteilten Rollen gewesen und kein gemeinsames Gespräch über Möglichkeiten. Das war eigentlich untypisch für meine Frau und auch für unsere Beziehung. Bei anderen wichtigen Entscheidungen hatten wir immer gemeinsam alle Möglichkeiten durchdiskutiert und dann erst gemeinsam eine Entscheidung getroffen, und wir waren uns einig, dass wir das jetzt auch tun sollten.

Die Frage, die wir uns stellen mussten, lautete: Waren wir bereit, ein Leben voller Unklarheiten, voller Angaben von Ärzten über Wahrscheinlichkeiten und »medizinischer Vielleichts«, voller »das kann man nicht sagen«, und »da muss man sehen, wie sich das entwickelt« zu leben? Dabei auch immer vor Augen habend, dass auf Grund der vielen Komplikationen, die bis jetzt während der Schwangerschaft vorgefallen waren, das Risiko, dass die Schwangerschaft nicht bis zur Geburt fortgesetzt werden konnte, sehr hoch war – mit unabsehbaren Risiken für Mutter und Kind. Oder beendeten wir die Schwangerschaft mit dem Risiko, eine Entscheidung zu fällen, die wir nachher vielleicht als falsch ansehen würden und mit der wir den Rest unseres Lebens zurechtkommen müssten? Auch das könnte sich als eine (zu) große Belastung für uns und unsere Beziehung erweisen.

Wir wussten nicht, was wir tun sollten, aber die Psychologin meinte, wir würden wissen, wann die Entscheidung gefallen war, und sie hatte Recht. Nach zwei Tagen entschieden wir uns, die Schwangerschaft zu beenden. Nachdem wir uns noch einen weiteren Tag Zeit gegeben hatten, darüber nachzudenken, informierten wir die Ärzte und Schwestern über unsere Entscheidung.

Der Schwangerschaftsabbruch selbst erfolgte durch die Gabe von Hormonzäpfchen, die vor den Muttermund platziert wurden. Am ersten Tag wurden drei dieser Zäpfchen gelegt, und wir warteten auf die Reaktion. Zuerst ging es auch relativ schnell, die Fruchtblase platzte und meine Frau bekam Wehen. Das war es dann aber auch schon, und somit musste die »Einleitung«, wie die Abtreibung medizinisch genannt wurde, am nächsten Tag mit weiteren drei Hormonzäpfchen fortgesetzt werden, aber es passierte nichts. Ich konnte die ganze Zeit bei meiner Frau im Krankenhaus bleiben und, da meine Frau in einem Einzelzimmer lag, sogar bei ihr im Zimmer übernachten.

Nachdem wir den Ärzten und Schwestern unsere Entscheidung mitgeteilt hatten, sprachen die Schwestern sehr behutsam mit uns über den praktischen Ablauf des Schwangerschaftsabbruchs. Wir wurden auch gefragt, ob wir das Kind nach der Geburt sehen wollten, ob wir ein Foto und einen Hand- und Fußabdruck haben wollten. Wir waren uns einig, dass wir Foto und Abdrücke haben und das Kind auch sehen wollten. Wir vereinbarten dann, dass ich mir das Kind zuerst ansehen und meiner Frau beschreiben würde, sozusagen zur Vorbereitung, und dann erst würde sich meine Frau ebenfalls das Kind ansehen.

Am dritten Tag wurden keine weiteren Zäpfchen gelegt, sondern ein Tag pausiert. Nachdem wir uns für das Beenden der Schwangerschaft entschieden hatten, war es uns psychisch etwas besser gegangen. Die Phase der Unsicherheit und des Schwankens war vorbei, wir hatten uns entschieden. Ob richtig oder falsch – zumindest war eine Entscheidung gefallen. Das tagelange Warten auf das Ende der Schwangerschaft zehrte dann aber schön langsam an unseren Nerven. Wir saßen da und warteten und warteten und nichts passierte. Natürlich versuchte ich, möglichst ruhig und gelassen zu wirken, schließlich wartete meine Frau darauf, ein totes Kind zur Welt zur bringen, da war wohl das letzte, was sie brauchte, ein Ehemann, der langsam einen Lagerkoller bekam. Aber ich merkte schön langsam, wie es mir immer schwerer fiel, ruhig zu bleiben.

Als sich am vierten und fünften Tag noch immer nichts tat, meinte der Arzt, dass am nächsten Tag ein Umstieg auf ein anderes Präparat zu überlegen wäre, aber dazu kam es dann nicht mehr. Zu Mittag setzten immer stärkere Wehen ein und am Nachmittag kamen wir von der Station in den Kreißsaal. Dort ging es zunächst so weiter wie bisher: mit Warten. Dann wurden eine PDA gelegt und wehenfördernde Mittel verabreicht, und um 23.15 Uhr war es soweit: David kam auf den Tag genau fünf Monate vor dem errechneten Geburtstermin tot zur Welt.

Er war 22 Zentimeter groß und passte genau in eine Nierenschale. Wie vorher besprochen, beschrieb ich ihn meiner Frau genau, dann sah auch sie sich das kleine Menschlein an. Ich durfte die Hebamme in einen Nebenraum begleiten, wo David gemessen und gewogen wurde (22cm, 221g). Die Hebamme machte auch zwei Fotos für die Akten und fragte dann, ob sie auch das Foto für uns machen sollte, oder ob ich das selber machen wollte. Es gab dazu sogar eine kleine Rose und weiße Tücher zum Herrichten für das Foto, aber ich entschied mich dafür, David so zu fotografieren wie er war, nur auf einer weißen Unterlage liegend. Das Abnehmen von Hand- und Fußabdrücken war nicht möglich, weil das Gewebe bereits zu weich war, da die Einleitung der Geburt so lange gedauert hatte.

Dann ging ich zurück zu meiner Frau, bei der noch eine Kürettage vorgenommen werden musste, weil sich die Plazenta nicht mitgelöst hatte bei der Geburt. Als auch das vorüber war, kamen wir zurück auf die Station.

Körperlich war damit eigentlich alles überstanden. Zwei Tage später konnte meine Frau das Krankenhaus verlassen. Auch psychisch ging es uns eigentlich überraschend gut. Meine Frau blieb noch im Krankenstand, aber ich hatte den Eindruck, dass sie gut mit der Sache zurechtkam. Wir sprachen natürlich jeden Tag darüber und waren uns einig, dass wir uns gemeinsam richtig entschieden hatten. Nach einer Woche erzählte mir meine Frau als ich vom Büro nach Hause kam, sie hätte heute ihre »Generalprobe« erfolgreich absolviert: Sie war zum Friseur gegangen, wissend, dass die Friseurin, die von der Schwangerschaft wusste, nach dem Baby fragen würde. Dass sie es geschafft hatte, die ganze Geschichte (in Kurzfassung) zu erzählen, ohne in Tränen auszubrechen, war für sie ein Zeichen, dass sie wieder arbeiten gehen konnte und bereit war, den Alltag im Büro zu überstehen, und so war es dann auch.

Während des Krankenhausaufenthaltes hatte sich noch ein Problem eröffnet. Wir hatten erfahren, dass es sich bei David um eine so genannte »Translokationstrisomie«[19] handelte. Das ist eine Form der Trisomie, die vererbt sein kann, d.h. dass mei-

---

[19] Bei ca. 7% aller Menschen mit Down-Syndrom handelt es sich um eine sog. Translokations-Trisomie 21; dies bedeutet, dass zusätzliches Chromosomenmaterial von Chromosom 21 auf einem anderen Chromosom transloziert vorliegt. In 30% der Fälle ist dies auf eine balancierte (ausgeglichene) Translokation eines Elternteils zurückführbar – also ererbt, in 70% der Fälle neu entstanden. Personen mit einer balancierten Translokation haben alle nötigen Erbinformationen und somit keine gesundheitlichen Probleme.

ne Frau oder ich eventuell symptomlose Träger einer genetischen Anomalie sein konnten, die sich beim Vererben als Trisomie manifestieren kann. Um das festzustellen, war uns noch im Krankenhaus Blut abgenommen worden für eine genetische Untersuchung, die aber drei Wochen dauern würde.

Nachdem wir aus dem Krankenhaus nach Hause gekommen waren, überlegten wir uns natürlich, was wir tun würden, wenn sich herausstellen sollte, dass bei einer weiteren Schwangerschaft das Risiko für ein erneutes Auftreten einer Trisomie hoch war. Aber was hieß hoch? Waren 10% ein hohes Risiko, oder 5%? Wir erkundigten uns vorsorglich auch über Möglichkeiten einer Adoption, falls wir nicht bereit waren, eine weitere Schwangerschaft zu riskieren, und dann erhielten wir vom Krankenhaus den Bescheid, dass die Untersuchungsergebnisse vorliegen, und wir machten einen Termin für eine genetische Beratung aus.

Wie sich herausstellte, sind weder meine Frau noch ich Träger einer genetischen Anomalie und das Risiko für ein erneutes Auftreten einer Trisomie ist gering. Wir beschlossen, uns mit der Entscheidung über eine erneute Schwangerschaft Zeit zu lassen. In einem halben Jahr werden wir uns entscheiden, ob wir bereit sind für eine erneute Schwangerschaft mit allem Hoffen und Bangen, die damit verbunden sind. Fürs erste haben wir jetzt eine Kreuzfahrt geplant. Das ist ein alter Traum von uns. Nach dem Beginn der Schwangerschaft hatten wir scherzhaft beschlossen, den Traum auf später zu verschieben »wenn die Kinder groß sind«. Dass wir uns unseren Traum zwischen den Kindern erfüllen würden, hätten wir nie gedacht.

Leichte Zweifel blieben mir
Patricia Velencsics

Jahr der Inanspruchnahme von PND: 2004
Verfahren: NF, Organscreening; US
Ergebnis: unauffällig, auffällig

Es passierte bei der dritten Mutter-Kind-Pass-Untersuchung, in der 27. SSW bei der Frauenärztin: Routineultraschall, sie schaut und schaut und sagt nix. Und sagt dann: »Ich seh' da was und ich weiß nicht, was das ist. Irgendeine zystische Erweiterung im Kind, im Bauch, drei schwarze, echolose Flecken. Ich werde Sie in ein PND-Zentrum schicken, die sollen sich das anschauen …«

Wenig später stand ich auf der Straße mit einem Überweisungsschein in der Hand: »Kontrolle und Fehlbildungsscreening erbeten«: Fehlbildungsscreening!! Was soll das bloß heißen, Fehlbildung!?

Ich bin aufgelöst und kann die Tränen kaum zurückhalten, als ich meinen Freund anrufe, um es ihm zu erzählen.

Nach einer unruhigen Nacht fahren wir gleich am nächsten Morgen ins PND-Zentrum. Zum Glück kennen wir die dort stationierte Psychologin, ihr habe ich unser Kommen am Vorabend telefonisch angekündigt. Wir fühlen uns deshalb weniger verloren und anonym hier. Trotzdem, die lange Warterei ist zermürbend. Einmal kommt eine junge Frau aus dem Untersuchungszimmer und verkündet, ihr Kind sei tot.

Nach dem ersten Ultraschall heißt es: zuwenig Fruchtwasser. (Tags zuvor schrieb die Frauenärztin »Fruchtwassermenge: normal«.) Also ein Test, um zu sehen, ob ich Fruchtwasser verliere. Tu ich nicht. Dann schaut sich der Abteilungsvorstand am US diese Flecken an und gibt erste Entwarnung: Dürfte sich um einen Knoten der Nabelschnur im Bauch des Kindes handeln. Ist zwar sehr selten, aber solange das Kind gut versorgt ist, brauchen wir uns keine Sorgen machen. Weitere Kontrollen in zwei- bis dreiwöchigem Abstand hält er dennoch für nötig.

Zwei Wochen später, wieder eine unruhige Nacht, wieder im PND-Zentrum, wieder diese Warterei. Lage ist unverändert, das Kind wächst normal, die Flecken sind noch immer sichtbar. »Da wird sich doch wohl nichts mehr dran verändern?«, frage ich den Professor. »Hoffen wir es«, meint er kryptisch, und in drei Wochen bestellt er uns wieder.

Drei Wochen später dieselbe Prozedur. Ich bin immer auch nervös unmittelbar vor der Untersuchung. Der Befund fällt genau so aus wie die zwei davor. Auf meine Frage, ob ich die nächste Untersuchung bei der Frauenärztin machen kann, stimmt der Professor zu.

Die letzte Untersuchung hatte ich vor zwei Wochen. Ob dieser intraabdominale Knoten in der Nabelschnur bei oder nach der Geburt ein Problem sein wird, wissen wir noch nicht.

Das ist die eine Geschichte.

Die andere Geschichte ist, wie ich die PND an sich erlebt habe.

Es fing damit an, dass mir die Frauenärztin bei der allerersten Untersuchung, als sie die Schwangerschaft zweifelsfrei feststellte und eine routinemäßige Gratulation aussprach, einen A4-Zettel überreichte, wo alle möglichen PND-Untersuchungen aufgelistet waren. Das sollen wir uns durchlesen.

Also, kaum dass die Schwangerschaft feststeht, geht es nach wenigen Minuten schon los mit der ganzen PND, das Kind könnte ja krank, behindert sein – überhaupt, wo ich schon 39 bin usw. Kein glücklicher Einstieg in meine erste Schwangerschaft. Und mir wurde damals schon ziemlich die Freude verdorben ... Nackenfalte, Triple-Test, Amniozentese usw. Wie sollen wir das entscheiden? Von einigen dieser Tests hatten wir noch nie davor gehört.

Eine Woche um die andere verging und wir kamen zu dem Schluss, dass wir eine Beratung brauchen. Nicht so sehr über die Tests selber, sondern was sie uns bringen sollen. Die uns bekannte, im PND-Zentrum stationierte Psychologin gab uns einen Termin, und wir sprachen über den Umgang mit möglichen Testergebnissen, meinen Ängsten, ein behindertes Kind zu bekommen. Diese Ängste rührten u.a. daher, weil ich viele Jahre mit behinderten Menschen gearbeitet habe, auch die Eltern dieser Menschen kannte und wusste, wie wenig sie ein eigenes Leben hatten, obwohl ihre Kinder schon erwachsen waren. Es ist für mich also eine ganz schlimme Vorstellung, ein behindertes Kind zu bekommen. Ich hörte auch die Stimmen, die da sagen: »Jedes Leben ist lebenswert, alle wollen ein Designerkind, bloß keine Abweichung von der Norm« usw., und ein wenig Schuldgefühle hatte ich schon, dass ich mir dezidiert nicht vorstellen kann, ein behindertes Kind zu bekommen.

Jedenfalls kamen wir zu dem Schluss, die Nackenfaltenmessung vorzunehmen und auch das Organscrenning. Wenn diese beiden Untersuchungen in Ordnung sind, belassen wir es dabei. Wenn nicht, machen wir *vielleicht* doch die Amniozentese. Beim US in der Klinik, wo wir uns für die Geburt anmeldeten, mussten wir zuerst unterschreiben, dass ein US nicht ein gesundes Kind garantiert. Schon wieder der Hinweis darauf, das Kind könnte behindert/krank sein.

Der US brachte ein gutes Ergebnis bei der Nackenfaltenmessung. (1,1 mm) Die Berechnung des Risikofaktors, ein Kind mit Down-Syndrom zu bekommen, lehnte ich ab. Was sollten wir mit Zahlen wie 1:250 oder 1:110??? Auch lehnten wir es ab, über weitere mögliche Untersuchungen befragt oder aufgeklärt zu werden. Der gewissenhafte Arzt vermerkte das im Befund: »Die Patientin möchte die Risikoberechnung bezüglich Chromosomenaberration nicht wissen und daher nicht berechnet und nicht ausgedruckt haben. Ein Gespräch bezüglich Abklärung von möglichen Chromosomenaberrationen hat lt. Patientin im Krankenhaus … stattgefunden. D.h. hierorts keine weitere Aufklärung durch die Patientin erwünscht.«

Stimmt, und doch war es seltsam, dass es so ausdrücklich vermerkt wurde.

Beim nächsten Termin bei der Frauenärztin fragte sie uns, ob wir den Zettel gelesen und wie wir uns entschieden hätten. Gelesen hätten wir ihn nicht wirklich, und nach einer Beratung im PND-Zentrum hätten wir uns vorläufig entschieden, keine weiteren Tests zu machen. »War das so eine schlechte Beratung?«, fragte sie. Was für eine komische Frage, kam es mir erst nachher! Was hätte denn eine »gute« Beratung bringen sollen? Dass wir uns der ganzen PND unterwerfen und einen Test nach dem anderen machen??

Das Organscrenning in der 21. SSW war auch in Ordnung. Somit war klar, wir machen keine weiteren Untersuchungen. Klar war es schon, aber leichte Zweifel blieben mir. Sollten wir nicht doch … was ist, wenn …?

Im Freundeskreis fanden sich einige wenige, die die Amniozentese gemacht hatten, in einem Fall hatte es mit einer Fehlgeburt geendet. Das bestärkte mich eher in unserer Entscheidung.

Jetzt, in der 37. SSW ist ohnehin alles gelaufen. In wenigen Wochen werden wir wissen, ob unser Kind gesund sein wird oder nicht. Die Sache mit der Nabelschnur hat mich genug verunsichert, und ich habe von anderen Leuten ähnliche Geschichten gehört. Plötzlich ist was, ein Hinweis auf eine mögliche Fehlbildung/Behinderung, und die Maschinerie beginnt zu laufen. Wir hätten die Kontrollen im PND-Zentrum nicht machen müssen, doch uns dem zu entziehen schien unmöglich.

Und ständig mit den möglichen Tests im Zuge der PND darauf hingewiesen zu werden, das Kind könnte behindert sein, nimmt der Schwangerschaft viel Freude. Zumindest in meinem Fall.

Ich hätte mir gewünscht, jemand hätte mich gewarnt. Zumindest die Frauenärztin hätte mich darauf hinweisen sollen, wie viel Bedeutung der PND während einer Schwangerschaft gegeben wird. Leider war das Gegenteil der Fall: Sie hat den Reigen mit diesem unsäglichen A-4-Zettel bereits in der 8. SSW eröffnet.

Nachbemerkung: Drei Wochen nach dem Verfassen dieses Berichtes kam unsere rundum gesunde Tochter zur Welt, und ich musste beinahe mit der Kinderärztin im Spital streiten: Sie wollte mir nicht glauben, dass die Kleine im Bauch beim Nabel einen Knoten gehabt haben soll. Erst als ich sie drängte, sich doch die US-Befunde anzuschauen, warf sie einen Blick auf den Nabel und stellte fest, »dass selbstverständlich alles in Ordnung« sei.

Again leaving a feeling of uncertainty
Paul Hoffman

Probably the two things that stand out from our experiences are firstly, the measurements of the neck skin to see if it may have Downs syndrome or not. It seemed to me that undue emphasis was placed upon these measurements. While it is accepted that these measurements are important and necessary, I felt that those who conducted the proceedings constantly underlined their importance too much orally to us. This created a completely unnecessary feeling of anxiousness and helplessness.

The second experience occurred on a Monday just before a lesson I was teaching. My partner rang up and was very upset, in fact crying. She told me that the doctor had found something within the baby but was unclear as to what it was, again leaving a feeling of uncertainty. She advised us to go to a PND-centre and my partner to have some ultrascans. We waited a long time and my partner and I became increasingly anxious as we sat there. The procedure happened two more times and they were not pleasant; this was because there was relatively little eye contact and personal gestures which left a feeling of being mechanically processed through a »secret« doctors and nurses routine. I would have wished for more eye contact and perhaps more counselling should have taken place which would have at least quelled some of our anxieties.

Ein weiterer Befund »unauffällig«!
Maria Carpazio

Jahr der Inanspruchnahme von PND: 2004
Verfahren: CT, Triple-Test, Organscreening
Ergebnisse: unauffällig

Dies ist meine erste Schwangerschaft, zu Beginn dieser war ich 38 Jahre alt. Die Schwangerschaft war nicht geplant – aber auch nicht unerwünscht! Mit meinem gleichaltrigen Lebenspartner bin ich zu diesem Zeitpunkt ca. neun Monate zusammen (wobei wir uns schon seit ca. sieben Jahren kennen), die Partnerschaft ist sehr harmonisch, und so ist auch ein Kind sehr willkommen!

Bald nach dem Ausbleiben meiner Periode im November 2003 war ich mir sehr sicher, schwanger zu sein (Nebenerscheinungen: Brust spannte stark und war hyperempfindlich, extreme Müdigkeit). Wir verbrachten zu diesem Zeitpunkt unseren Urlaub in Thailand, gleich nach der Rückkunft in Österreich suchte ich am 9.12.2003 den Gynäkologen auf, der mir die Schwangerschaft bestätigte – 7. Woche. Bei dieser ersten Untersuchung wurde ich auch gleich auf ein gewisses Risiko aufgrund meines Alters hingewiesen, und dass ab ca. 32 Jahren eine Fruchtwasserpunktion empfohlen wird, um Chromosomenstörungen festzustellen. Diese Fruchtwasserpunktion wird ab der ca. 16. Schwangerschaftswoche gemacht. Ich solle mir dies bis zum nächsten Termin überlegen, welcher für Ende Januar 2004 vereinbart wurde.

Natürlich kreisen die Gedanken dann stark um das Thema, man holt viele Meinungen ein, nicht nur die der Ärzte, auch im Bekanntenkreis. Ich habe natürlich auch mit meinem Partner darüber gesprochen, der mich nie zu einer Fruchtwasserunter-

suchung gedrängt hat. Und da gibt es nun viele Meinungen und Erfahrungen rundherum. Gründe für ein erstes großes Zögern, die Fruchtwasserpunktion durchführen zu lassen, waren folgende:
· Das Kind kann bei der Untersuchung geschädigt werden.
· Es kann eine Fehlgeburt ausgelöst werden – mit einer doch sehr hohen Wahrscheinlichkeit!
· Es kann eigentlich nur das Down-Syndrom festgestellt werden – keine anderen Schäden.
* Und was ist, wenn bei oder nach der Geburt etwas passiert?
* Es gibt auch Erbkrankheiten/Schäden/Unfälle, die einige Jahre nach der Geburt auftreten/passieren – dann muss man auch damit leben!
· Und die Vorstellung, dass mir mit einer großen Nadel in den Bauch gestochen wird – furchtbar, wo ich doch eine gewisse Panik vor Nadeln habe!

Mein Frauenarzt meinte (er hat selbst drei Kinder), er würde es seiner Frau in meiner Situation stark anraten!

An meinem Arbeitsplatz waren im Laufe der letzten Jahre sehr, sehr viele Kolleginnen im Alter von Anfang 20 bis Anfang 40 schwanger – alles ist gut verlaufen, bis auf eine Kollegin – von der ich keine genaueren Details kenne; zwar einige Kaiserschnitte, aber sonst bei allen alles ok! Auch in meinem privaten Umfeld gibt es viele Spätgebärende – und auch da war alles in Ordnung! Teilweise wurde die Fruchtwasserpunktion gemacht, teilweise nicht.

Meine Gedanken waren dann auch: Wir haben nicht jahrelang verzweifelt an einem Kind gebastelt, eigentlich ist es mit dem ersten Mal Nicht-Aufpassen passiert! Es sollte so sein. Ich und auch mein Lebenspartner leben relativ gesund, kein Alkohol, keine Drogen, ich hatte bis zu Beginn der Schwangerschaft zwar geraucht, aber wir sind beide gesund. Haben teilweise recht stressige Jobs, welche wir jedoch gut schaffen und kaum mal krank sind! Auch in der Verwandtschaft gibt es nichts Besonderes. Mein Vater war 56, als ich geboren wurde, meine Mutter 26 – und ich bin auch fit.

Generell hatte ich von Anfang an ein sehr positives und ausgesprochen gutes Gefühl für diese Schwangerschaft und unser Kind.

Wieso soll immer nur so viel vom Alter der Mutter abhängig sein? Das dürfte ein Hauptkriterium sein – oder beide zusammen über 70.

Im Bekanntenkreis bekam eine 25-Jährige vor einigen Jahren ein Kind mit Down-Syndrom. Da wurde nichts erkannt oder »rechtzeitig« festgestellt. Und da lag es anscheinend in seiner Verwandtschaft. Bei ihr wurde zwar keine Fruchtwasserpunktion durchgeführt, aber ein Arzt aus dem Bekanntenkreis meinte, man hätte zumindest den starken Herzfehler feststellen müssen. Was ist da passiert? Auch das gibt zu denken!

Mit der Fruchtwasserpunktion kann also nur das Down-Syndrom festgestellt werden. Andere Missbildungen?

Eine Schulkollegin hat eine Halbschwester mit dem Down-Syndrom. Sie lebt in der Familie, die finanziell recht gut dasteht und diesbezüglich keine Sorgen hat. Die Stiefmutter kann zu Hause bleiben, um sich um das behinderte Kind (insgesamt vier Kinder) zu kümmern. Zeit- und pflegeintensiv, aber machbar. Eine andere Kollegin hatte eine Halbschwester mit schwerem Gehirntumor – sie starb dann im Alter von acht Jahren. Auch da blieb die Mutter zu Hause, um sich um das kranke Kind zu kümmern. Wenige Jahre nach dem Tod dieses Mädchens bekam diese Frau (Ende 30) noch einen Sohn und ca. 1 ½ Jahre später noch Zwillinge – alles in Ordnung.

Andererseits sieht man in diversen Fernsehberichten immer wieder Kinder, welche gesund zur Welt kommen, danach aber Erbkrankheiten auftreten, durch Unfälle sich das Leben komplett ändert, oder sich andere Schäden erst im Alter von einigen Jahren bemerkbar machen. Zu diesem Zeitpunkt kann man das Kind auch nicht mehr zurückgeben!

Am 22. Januar 2004 war dann die 2. Untersuchung beim Gynäkologen, und der Mutter-Kind-Pass wurde ausgehändigt. Untersuchung ok, alles unauffällig. Anschließend wurde ein Termin für den Combined-Test in einem niederösterreichischen Gemeindekrankenhaus vereinbart. Am 28. Januar 2004 (SSW 13 + 6 Tage) wurde der *Combined-Test* in diesem Krankenhaus von Frau Dr. W. durchgeführt. Die Nackenfalte war mit 2,8 mm nahe dem Grenzwert von 3 mm, in der Befundbesprechung mit Frau Dr. W. meinte sie, dass es zwar nahe dem Grenzwert, aber die Nackenfalte alleine nicht aussagekräftig genug sei – es gab Werte um 1 mm und es war doch etwas, und es gab Werte um ca. 6 mm und es war alles in Ordnung. Weiters sei es schon ziemlich gegen Ende der Zeitspanne, in welcher die Nackenfaltenmessung durchgeführt werden soll – ein möglicher Grund für den Grenzwert.

Maternales [mütterliches] Alter 38
Hintergrundrisiko für Trisomie 21:   1: 96
Adjustiertes Risiko für Trisomie 21: 1: 387

Der Blutbefund soll sehr gut gewesen sein, und so meinte Frau Dr. W., es sei aufgrund der Werte bzw. auch aufgrund meines positiven Gefühls vertretbar, auf die Fruchtwasserpunktion zu verzichten. Frau Dr. W. war für mich ein sehr positives und bestärkendes Erlebnis: keine Panikmacherin. Sie gab mir ein sehr gutes Gefühl bzw. bestätigte sie es.

Bei der Rücksprache mit meinem Gynäkologen empfahl dieser dann doch, zumindest noch den Triple-Test zu machen, da ich die Fruchtwasserpunktion nicht machen wollte – Angst vor der Nadel, Angst um das Kind. Am 9. Februar 2004 wurde dann in der 16. Schwangerschaftswoche der *Triple-Test* durchgeführt. Testergebnis: Suchtest negativ (unauffällig); Risiko für Down-Syndrom: 1:280 (bei der Geburt); Kommentar: Obwohl wir, allein vom mütterlichen Alter her, ein höheres Risiko für das DS [Down-Syndrom] erwarten (1:150), ist das tatsächliche Risiko aufgrund der Ergebnisse der MS-AFP–, UE3- und T-hCG-Untersuchung geringer. Grenzwertiger Befund – Grenzwert beim Triple-Test 1:250, Fruchtwasserpunktion in Erwägung zu ziehen!

Ein weiterer Befund »unauffällig«!

Nächste Untersuchung am 26. Februar 2004 beim Gynäkologen (SSW 19) – wieder unauffällig, alles in Ordnung, Überweisung fürs Organ-Screening in ein PND-Zentrum (wurde auch von Frau Dr. W. empfohlen). Am 18. März 2004 *Organ-Screening* in diesem PND-Zentrum (SSW 21): Befund wieder unauffällig, alle Werte innerhalb der Grenzwerte. Die untersuchende MTA fragt gleich zu Beginn nach, weshalb ich keine Fruchtwasseruntersuchung machen ließ. Die Art der Fragestellung/Unterstellung verursachte bei mir ein schlechtes Gefühl. Der Gesprächsablauf gefiel mir gar nicht, da ich zu diesem Zeitpunkt schon entschieden hatte, die Fruchtwasserpunktion nicht machen zu lassen, da bisher alle Untersuchungen so gut wie unauffällig verlaufen waren. Ich wusste, dass es ein Restrisiko gibt, was eine Wahrscheinlichkeit ist und was sein kann. Da hätte es mir besser gefallen, wenn diese MTA erst die Untersuchung gemacht hätte, und dann vorsichtig nachgefragt hätte, vor allem, wenn ein Wert auffällig gewesen wäre. Sie selbst sagte während der Untersuchung dann bei allen Werten, dass eh alles gut aussieht. Und dann der Kommentar, sie *müsse* mich darauf hinweisen, nicht dass ich *sie* nachher verklage. Auch schon relativ spät: Man spürt das Kind schon – da soll man noch über Sein oder Nicht-Sein entscheiden? Und bis dahin hatte ich schon etliche Male mit diversen Ärzten über die Fruchtwasser-Untersuchung gesprochen.

Am 1. April 2004 eine weitere Untersuchung beim Gynäkologen – Antrag auf Dienstfreistellung. Am 20. April 2004 eine *3D-Ultraschall-Untersuchung* im Zuge eines Fortbildungsseminars für Gynäkologen. Sehr interessant, Werte generell unauffällig, alles in Ordnung. Dabei war ich das »Versuchskaninchen« und um meinen Screen waren jeweils sechs bis acht Ärzte, welche das Gerät kennen lernen sollten. Bei der Untersuchung war alles normal und absolut nichts Auffälliges! Im Gespräch mit einer der deutschen Ärztinnen meinte diese, »Fruchtwasser-Untersuchung schön und gut, aber man muss sich dann auch bewusst sein, dass man eine Entscheidung treffen muss.« Was dann? Auch diese Ärztin hat einen anderen Punkt gut angesprochen – man muss sich dann auch bewusst sein, worüber man entscheiden soll.

22. April 2004 Voruntersuchung beim Gynäkologen – alles in Ordnung.

19. Mai 2004 Voruntersuchung beim Gynäkologen – wieder alles in Ordnung.

24. Juni 2004 (SSW 35) Voruntersuchung beim Gynäkologen und Akupunktur zur Geburtsvorbereitung (mit CTG[20]).

Am 8. Juli 2004 CTG-Termin im Krankenhaus.

Voraussichtlicher Geburtstermin: 29. Juli 2004

---

[20] Bei der Cardiotokographie handelt es sich um ein apparatives Aufzeichnen der Herzschlagfrequenz des Kindes sowie der Wehentätigkeit in der Spätschwangerschaft bzw. während der Geburt: Die *erste* CTG-Untersuchung findet entweder im Rahmen der letzten Vorsorgeuntersuchung oder zum errechneten Geburtstermin statt.

Nebenerscheinungen während der Schwangerschaft: ab ca. Mitte Dezember Übelkeit mit Brechreiz, starke Geruchsempfindlichkeit, ab ca. Anfang Januar Kurzatmigkeit und Erschöpfungszustände (bis ca. Ende April).

Die Betreuung durch den Gynäkologen war sehr gut, er empfahl auch den Geburtsvorbereitungskurs, welcher von einer Hebamme des Krankenhauses durchgeführt wurde. Auch Frau Dr. W. war sehr hilfreich und gab ausführlichst Auskunft.

Was etwas fehlte, war: Was kann bei einer Ultraschalluntersuchung festgestellt werden, wo ist die Grenze, was kann nicht festgestellt werden. Das wurde zwar erklärt, aber es gab doch das Gefühl, dass sich keiner auf das alleine »verlassen« will (Angst, verklagt zu werden?). Sollte das Kind tatsächlich z.B. einen Gendefekt – Down-Syndrom – haben, sieht man das nur bei der Fruchtwasserpunktion, oder sind auch bei anderen Untersuchungen »Auffälligkeiten« erkennbar? Wenn mehrere Ärzte nichts Auffälliges entdecken ... kommt es wirklich vor, dass absolut nichts auffällig ist und dann doch grobe Schäden am Kind sind?

Die Ärzte wollen ganz sicher sein – das X-mal-Nachfragen löst bei der werdenden Mutter auch ein Gefühl der Unsicherheit aus. Mütter werden verunsichert – soll man wirklich mit dem Gefühl einer gewissen Angst/Unsicherheit durch den Rest der Schwangerschaft?

Fragen über Fragen und keine Antwort in Sicht
Laura Silla

Jahr der Inanspruchnahme von PND: 2004
Verfahren: NF
Ergebnis: unauffällig

Als ich schwanger wurde, war ich 24 Jahre alt. Mein Mann und ich hatten seit ca. drei Monaten versucht, »schwanger zu werden«, und die Freude war sehr groß! Dies ist meine erste Schwangerschaft.

Da ich von Natur aus ein sehr robuster und gesunder Mensch bin, hatte ich bis dahin keinen Zweifel daran, eine unbeschwerte Schwangerschaft erleben zu dürfen. Erstmals überkamen mich Angstgefühle, als meine Schwiegereltern mit der Verbreitung der frohen Botschaft ein paar Monate zuwarten wollten, weil in ihrer Familie schon mehrmals Frauen ihre Kinder in den ersten Monaten der Schwangerschaft verloren hatten und sie quasi nicht alle verrückt machen wollten. (Mein Mann ist Australier und somit waren meine Schwiegereltern dafür verantwortlich, allen Verwandten in Australien Bescheid zu geben.).

Nun begann ich zum ersten Mal, mir Sorgen zu machen (besonders, weil man das Kind in den ersten Monaten nicht spürt und somit nur bei den ärztlichen Untersuchungen von ihm ein Lebenszeichen erhält). Bei jeder Untersuchung beim Arzt war ich recht nervös und anschließend sehr erleichtert, dass alles mit dem Kind in bester Ordnung war.

Über PND wusste ich im Vorfeld so gut wie nichts, ich hatte mir auch keine Gedanken darüber gemacht. Als mich mein Arzt zur »Nackenfaltenuntersuchung« in die Klinik schickte, machte ich mir zunächst keine großen Gedanken. Laut meinem Arzt war das eine reine Routineuntersuchung für die Früherkennung von Down-Syndrom. Je näher der Termin rückte, desto mehr begann ich, mir Sorgen zu machen. Was, wenn ich ein behindertes Kind habe, würde ich damit klarkommen, würde mein Mann damit klarkommen, wäre es dem Kind gegenüber fair, es zur Welt zu bringen, welche Chancen hat ein behinderter Mensch in der heutigen Gesellschaft? Fragen über Fragen und keine Antwort in Sicht.

Fest stand jedoch von Anfang an, dass eine Abtreibung nicht in Frage kam.

Ich überlegte, den Termin eventuell abzusagen, weil ich befürchtete, dass ein möglicher Verdacht auf Behinderung meine Schwangerschaft negativ beeinflussen würde. Ich brachte allerdings den Mut nicht auf, den Termin einfach zu ignorieren, weil die Sorge doch zu groß war. Die Zeit bis zur Untersuchung war die bis jetzt schlimmste Phase meiner Schwangerschaft.

Der Tag kam und die Erleichterung war groß, als wir erfuhren, dass mit unserem Baby alles in Ordnung ist.

Heute bin ich sehr froh, dass ich zu der Untersuchung gegangen bin, aber das lässt sich leicht sagen, zumal die Ergebnisse erfreulich waren. Mit Sicherheit werde ich beim nächsten Mal den Arzt gezielter aussuchen. Ich hatte die meiner Meinung nach große Bedeutung einer genauen, persönlichen und geduldigen ärztlichen Betreuung einer Schwangeren unterschätzt.

Leider kann ich mich nicht mehr erinnern, wann genau diese Untersuchung war, es muss sich allerdings in den ersten drei Monaten (Jahr 2004) abgespielt haben.

Andere routinemäßige vorgeburtliche Untersuchungen scheinen mir nicht erwähnenswert, zumal es dabei nur um Größe, Gewicht etc. des Kindes ging und ich mich damit eigentlich nicht genauer beschäftigt habe.

Ich war sehr aufgeregt und besorgt
Caspar Silla

Mein Name ist Caspar Silla, ich bin 24 Jahre alt – zu Beginn der Schwangerschaft meiner Frau war ich 23 Jahre – und komme aus Sydney/Australien. Ich bin gelernter Bäcker/Konditor/Patissier und arbeite momentan in einer Bäckerei. Sobald meine Frau ihr Pädagogikstudium abgeschlossen hat, möchten wir nach Sydney zurückgehen.

Als bei uns der fixe Kinderwunsch zum ersten Mal aufkam, war ich, glaube ich, selbst noch ein Kind. Der Entschluss, ein Kind zu haben, war ein sehr großer Schritt für mich. Von Anfang an beschäftigte mich die Tatsache, dass ich an einigen erblich bedingten Behinderungen leide. Ich habe Schwerhörigkeit von meiner Mutter und Lernschwäche (ADHD = Attention Deficit Hyperactivity Disorder[21]) von meinem Vater geerbt. Ich machte (und mache) mir Gedanken darüber, dass ich das an mein Kind weitergeben könnte.

Da meine Lernschwäche erst im Alter von 16 Jahren diagnostiziert und folglich medikamentös behandelt werden konnte, hatte ich mit großen Konflikten mit meinem Vater zu kämpfen, der mich schlicht als faul abstempelte. All diese Probleme waren sicherlich mit ein Grund, warum ich schon früh viel Alko-

---

[21] ADHD steht für Aufmerksamkeits-Defizit- und Hyperaktivitäts-Störung und ist eine angeborene Hirnstoffwechselstörung. Menschen mit ADHD sind einer Überflutung aller nur möglichen Reize der Umwelt ausgesetzt, ohne diese hemmen und filtern zu können; d.h. das Gehirn empfängt alle auch »unwichtigen« inneren und äußeren Reize und Impulse. Die permanente Reizüberflutung führt zu Symptomen wie Konzentrationsschwäche/Ablenkbarkeit, unsystematische und langsame Aufgabenlösung, Hyperaktivität etc.

hol, Zigaretten und teilweise Drogen (Marihuana, XTC, Speed ...) konsumierte, um dem Stress der Realität zu entkommen. Ich hatte gehört, dass sich derartige Jugendsünden negativ auf den Nachwuchs auswirken können, war mir aber nicht sicher, inwiefern das zutrifft.

Bei der ersten Untersuchung bezüglich Down-Syndrom-Früherkennung (Nackenfaltenuntersuchung) war ich deshalb sehr aufgeregt und besorgt. Falls eine Wahrscheinlichkeit für Down-Syndrom festgestellt worden wäre, weiß ich nicht, wie ich damit klargekommen wäre. Eine Abtreibung kam für uns beide nicht in Frage, aber ich hätte mir sicherlich ständig selbst Vorwürfe gemacht. Dazu kam noch, dass ich mich bis dato nicht mit diesem Thema (behindertes Kind) beschäftigt und über PND praktisch kein Vorwissen hatte.

Leider war der Gynäkologe meiner Frau nicht im Stande, uns ausreichend zu informieren und vorzubereiten, sodass sich die Ungewissheit als sehr beängstigende Last auswirkte.

Nachdem die Nackenfaltenuntersuchung vorüber war und nichts Ungewöhnliches festgestellt werden konnte, machte ich mir auch bei den weiteren routinemäßigen Untersuchungen keine wesentlichen Sorgen mehr.

Dennoch muss ich sagen, dass die PND-Untersuchungen großen Stress auf die werdenden Eltern ausüben können, andererseits aber (bei gutem Ausgang) enorm beruhigend sind.

Zwischen Hoffen und Bangen, Erlösung und Schock

Eine Zusammenschau

Die vorliegenden Berichte geben Einblicke in die innere Erfahrungswelt werdender Eltern und zeigen exemplarisch auf, welche Bedeutung die Pränataldiagnostik (PND) für Eltern hat. Will man die Bedeutung von PND für werdende Eltern verstehen, dann erfordert dies zumeist einen Perspektivenwechsel: den Wechsel zur Innenperspektive. Es geht um ein »Verstehen von innen heraus«. Die Erfahrungsberichte machen subjektiv Erlebtes transparent, wie es für die Frauen und Männer zum Zeitpunkt des Aufschreibens des Erlebten erinnert, reflektiert und damit verbalisiert wurde.

In dieser abschließenden Zusammenschau werden besondere Aspekte, die in den Berichten zum Ausdruck kommen, nochmals hervorgehoben, gebündelt und kommentiert. Der Fokus richtet sich dabei auf die Kategorien »Motivation/Indikation zu PND«, »Auswirkungen«, »Unterstützung, Begleitung, Beratung« und »Aufklärung«, wobei jeweils zuerst die nicht-invasive und im Anschluss daran die invasive PND behandelt wird.

Zusammengefasst wird ausschließlich das erinnerte, reflektierte und verbalisierte Erleben der Frauen und Männer. Die persönliche – auch lebensgeschichtliche – sowie gesellschaftliche Situation, in der die Erfahrungen gemacht wurden, bleibt dabei unberücksichtigt. Der Umstand, dass subjektiv Erlebtes und individuell Entschiedenes in ein System von Wertvorstellungen und Normen eingebettet ist und dass jede individuelle Einzelentscheidung gesamtgesellschaftlich höchst bedeutsame Folgewirkungen nach sich zieht, wird am Ende dieses abschließenden Teils anskizziert. Dass subjektiv Erlebtes und individuell Entschiedenes jedoch auch in seiner Abhängigkeit von bereits gemachten Erfahrungen, von bereits zuvor Erlebtem, also von der bisherigen Biografie zu sehen ist, das sei an dieser Stelle zumindest angedeutet.

1. Motivation, Indikation

Nicht-invasive PND

Was veranlasst werdende Eltern, pränataldiagnostische Verfahren in Anspruch zu nehmen? Was die nicht-invasive PND, also die Nackenfaltenmessung (NF) bzw. den Combined-Test (CT), Triple-Test und Organscreening betrifft, lässt sich festhalten, dass vier Frauen – nämlich Frau Velencsics (39), Frau Carpazio (38) Frau Remark (37) und Frau Jordan-Rudolf (35) – von ihren GynäkologInnen auf die altersbedingt erhöhte Wahrscheinlichkeit aufmerksam gemacht wurden, ein Kind mit einer Chromosomenstörung zu bekommen. Sie entschieden sich jedoch zunächst allesamt gegen die invasive PND, also gegen die Chorionzottenbiopsie (CVS) und die Amniozentese (AC), und für eine »PND-light«, also (zunächst mal) für die NF bzw. den CT.

- Frau Velencsics schreibt beispielsweise: »Jedenfalls kamen wir zu dem Schluss, die Nackenfaltenmessung vorzunehmen und auch das Organscreening. Wenn diese beiden Untersuchungen in Ordnung sind, belassen wir es dabei.

Wenn nicht, machen wir vielleicht doch die Amniozentese.«
Diese Überlegungen basierten auf der Angst Frau Velencsics', ein Kind mit Behinderung zu bekommen.
- Frau Carpazio fand eine ganze Reihe von Gründen (z.B. Fehlgeburtsrisiko), die sie letztlich davon abhielten, die AC durchführen zu lassen – dies obwohl ihr Gynäkologe meinte, so schreibt Frau Carpazio, »er würde es seiner Frau in meiner Situation stark anraten«. Frau Carpazio entschied sich für den CT und ließ auf Empfehlung ihres Gynäkologen auch den Tripel-Test durchführen sowie ein Organscreening und zusätzlich noch eine 3D-Sonographie.
- Auch Frau Remark wollte das Risiko einer Fehlgeburt nicht eingehen, war aber – wie sie schreibt – »einer genauen Ultraschalluntersuchung gegenüber ... nicht so abgeneigt.«
- Frau Jordan-Rudolf (35) entschied sich ursprünglich gegen eine AC, weil sie ihre Schwangerschaft bewusst nicht pathologisieren lassen wollte. Dennoch ließ sie sich von ihrer Gynäkologin zu einer genauen Ultraschalluntersuchung »schicken«. Jene Frauen, die nicht der medizinischen Risikogruppe »erhöhtes mütterliches Alter« zuzurechnen sind, die also zum Zeitpunkt ihrer Schwangerschaft großteils weit jünger als 35 Jahre alt waren, nahmen die NF bzw. den CT als Routineuntersuchungen wahr:
- Frau Tatzgern (34) wurde, wie sie schreibt, »neben den üblichen Vorsorgeuntersuchungen zu einer Nackenfaltenmessung in ein Wiener Krankenhaus bestellt«.
- Frau Reindl (30) wurde »so nebenbei« auf den CT aufmerksam gemacht. Ihr Gynäkologe gab ihr zu verstehen, dass der CT auch bei Frauen ihres Alters sinnvoll wäre und Frau Reindl wollte das Beste zum Wohle ihres Kindes tun.
- Das Krankenhaus, in dem Frau Rawatter (26) entbinden wollte, führte zum damaligen Zeitpunkt den CT routinemäßig bei allen Frauen durch, die sich dort zur Geburt anmeldeten.

- Bei Frau Westmüller (24) wurde die NF vom behandelnden Gynäkologen in dessen Praxis durchgeführt: Sie freute sich aufs neuerliche »Babyfernsehen«.
- Frau Silla (24) wurde schlicht von ihrem Frauenarzt zur Nackenfaltenmessung »geschickt«, ihr wurde der Eindruck vermittelt, es handle sich um eine reine Routineuntersuchung, und so »machte ich mir zunächst keine großen Gedanken«. Doch je näher der Termin rückte, umso mehr Sorgen begann sie sich zu machen, die um den Gedanken kreisten, ein Kind mit Behinderung zu bekommen. Da ein Abbruch in keinem Falle für sie in Frage kam, überlegte sie sich, den Termin abzusagen, weil sie befürchtete, dass ein auffälliges Ergebnis infolge der NF ihre Schwangerschaft negativ beeinflussen könnte. »Ich brachte«, so schreibt sie, »allerdings den Mut nicht auf, den Termin einfach zu ignorieren, weil die Sorge doch zu groß war.« Sie wollte Gewissheit.

Vier Frauen ließen das Organscreening im zweiten Drittel der Schwangerschaft durchführen. Gründe dafür wurden von Frau Grüner und von Frau Carpazio nicht genannt, was wohl in Zusammenhang damit stehen dürfte, dass diese Untersuchung im Mutter-Kind-Pass empfohlen und von den meisten schwangeren Frauen als selbstverständliche Routineuntersuchung wahrgenommen wird. Bei Frau Velencsics, dies wurde bereits erwähnt, war es die Angst vor einem Kind mit Behinderung, und Frau Gruber berichtet, dass ihr im Zuge der Geburtsanmeldung im Krankenhaus ein spezieller Organultraschall empfohlen wurde. Ihr Gynäkologe meinte, sie solle dieses Screening – wenn es ohnedies gemacht würde – in einem PND-Zentrum durchführen lassen.

Invasive PND

Gründe, nicht-invasive PND in Anspruch zu nehmen, wurden von keinem der acht Männer angesprochen, hingegen nennen vier jener fünf Männer, die sich gemeinsam mit ihren Frauen für einen invasiven Eingriff entschieden hatten, ihre Beweggründe:
- Bei Herrn Tatzgern war es die Angst, ein Kind mit Behinderung zu bekommen, das eine glückliche Familie »völlig aus der Bahn werfen könnte«.
- Herr Herb wollte »aus ganzem Herzen nur ein gesundes Kind«, und
- Herr Westmüller wollte Bescheid wissen, »um dann auf Basis gesicherter Fakten weiter zu denken«.
- Auch Herr Jelinek wollte »Gewissheit haben« und stimmte daher gemeinsam mit seiner Frau der Durchführung einer AC zu.

Von den 14 Frauen ließen 10 Frauen invasive PND durchführen. Zwei Frauen nahmen ausschließlich die AC in Anspruch, da es zum Zeitpunkt ihrer Schwangerschaft die NF bzw. den CT noch nicht gab. Bei beiden Frauen/Paaren lag eine medizinische Indikation vor:
- Frau Jelinek hatte bereits ein Kind mit Down-Syndrom geboren, als sie mit 33 Jahren zum dritten Mal schwanger wurde. Obwohl klar war, dass ein Abbruch im Falle eines positiven Befundes für die Eltern nicht in Frage kam, rieten sowohl Hausarzt als auch Frauenärztin zur AC.
- Das Vorliegen einer Behinderung in der Familie Herrn Herbs war der Grund, warum die Frauenärztin Frau Herb (26) die AC empfahl – und das, obgleich eine an Herrn Herb durchgeführte, bereits viele Jahre zurückliegende gendiagnostische Untersuchung ergeben hatte, dass bei ihm »alles in Ordnung ist«.

Zwei Frauen ließen eine AC durchführen, obwohl die vorangegangene NF jeweils ein unauffälliges Ergebnis brachte:
- Frau Tatzgern wurde die AC aufgrund ihres Alters (34) von ihrem Gynäkologen nahe gelegt, die sie nicht zuletzt deshalb durchführen ließ, da ein Kind mit Behinderung für sie und ihren Mann »eine Katastrophe« gewesen wäre.
- Die NF ergab auch bei Frau Remark kein auffälliges Ergebnis, allerdings wurde bei ihr eine entzündliche Veränderung am Gebärmutterhals festgestellt. Der Gynäkologe zeichnete ein Schreckensszenario, das bei der »Entfernung« des Kindes samt Gebärmutter endete. Frau Remark schreibt: »Natürlich war ich nicht in der Lage, in diesem Moment einen genügend kühlen Kopf zu bewahren und ließ mich für einen Amniozentesetermin und einen kurz darauf geplanten OP-Termin ›einteilen‹.«

Die restlichen 6 Frauen wollten die durch die nicht-invasive PND (NF, CT, US) festgestellte Auffälligkeit diagnostisch abgeklärt haben – sogar Frau Jordan-Rudolf, die sich wie Frau Remark zu Beginn ihrer Schwangerschaft dezidiert gegen die Durchführung einer AC ausgesprochen hatte und dies auch noch nach der Mitteilung des auffälligen US-Ergebnisses tat: Sie musste in Folge einen langen Vortrag über »Augenverschließen vor Tatsachen«, »die Schwierigkeit, ein behindertes Kind zu erziehen« und Ähnliches über sich ergehen lassen, ehe sie sich dann in einem emotionalen Ausnahmezustand für die AC entschied – sie schreibt: »Jetzt wollte ich die Fruchtwasseruntersuchung, weil ich nicht mehr wusste, was ich glauben sollte und wem ich vertrauen konnte.«

Es lässt sich somit festhalten: Nicht-invasive Untersuchungen werden als Routineuntersuchungen oder als harmlose Alternative zur »harten« PND in Anspruch genommen. Die Frauen werden geschickt und eingeteilt bzw. lassen sich schicken und einteilen, denn sie wollen das Beste für ihr Kind, und sie wollen Gewissheit. Dies gilt in gleicher Weise für die Inanspruchnahme invasiver PND, zu der ÄrztInnen raten bzw. diese nahe legen und zuweilen sogar dazu drängen: Bei Vorliegen einer Behinderung in der Familie und vor allem bei auffälligen Ergebnissen nach nicht-invasiver PND wollen werdende Eltern wissen, woran sie sind – auch wenn sich manche Frauen ursprünglich dezidiert gegen die Durchführung einer AC entschieden hatten.

2. Auswirkungen

Nicht-invasive PND

Was löst nun die Inanspruchnahme nicht-invasiver PND bei werdenden Eltern aus, und zwar zunächst bei jenen Frauen, die ein unauffälliges Ergebnis erhielten? Was die NF bzw. den CT betrifft, ist diesbezüglich bei Frau Carpazio, Tatzgern, Velencsics und Remark kein Hinweis zu finden, wobei bei den beiden letztgenannten Frauen möglicherweise ein Grund darin bestehen könnte, dass andere (US-)Untersuchungen höchst beunruhigende Ergebnisse erbrachten und daher in den Berichten eher darauf eingegangen wurde:

Bei Frau Remark wurde im Rahmen der gynäkologischen Untersuchung, bei der auch die NF durchgeführt wurde, eine entzündliche Veränderung am Gebärmutterhals, bei Frau Velencsics in der 27. SSW per Ultraschall eine Auffälligkeit beim Kind (Knoten in der Nabelschnur) festgestellt. Bei Frau Silla, die sich zunächst keine großen Gedanken machte, ist zu lesen, dass sie sich mehr Sorgen zu machen begann; je näher der Termin der NF rückte; viele – auch existenzielle – Fragen tauchten auf, Antworten waren aber keine in Sicht. »Die Zeit bis zur Untersuchung«, so schreibt sie, »war die bis jetzt schlimmste Phase meiner Schwangerschaft.« Als sie und ihr Mann erfuhren, dass mit dem Baby »alles in Ordnung« sei, war die Erleichterung groß.

Naturgemäß keine Erleichterung erfahren Frauen, die mit einem auffälligen Ergebnis nach nicht-invasiver PND konfrontiert werden.
- Bei Frau Reindl ist u.a. von Schock die Rede, sie war »wie gelähmt«, als sie erfuhr, dass das Kind »nicht gesund sein dürfte«. Sie willigte »wie in Trance« in die Durchführung der CVS ein.
- Frau Rawatter, die die auffällige Dicke der Nackenfalte ihres Kindes selbst am Monitor bemerkte, kann sich »an den Rest nur noch ungefähr erinnern« – ein Umstand, der ebenfalls auf eine Schockreaktion schließen lässt.
- Frau Westmüller, die gut informiert an die Untersuchung heranging, reagierte auf die festgestellte grenzwertige Dicke der Nackenfalte ihres Kindes zunächst recht gefasst: Sie fühlte sich nicht sehr beunruhigt, weil sie wusste, dass es sich dabei bloß um einen Verdacht und keine Diagnose handelte. Als sich der Wert der Messung eine Woche später allerdings verschlechterte und der behandelnde Gynäkologe sie deshalb in ein PND-Zentrum überwies, tat sie das »wie in Trance«. Sie spürte fürchterliche Angst.
- Frau Jordan-Rudolf, für die ursprünglich eine AC nicht in Frage kam, fühlte sich nach Mitteilung des auffälligen US-Ergebnisses vollkommen verunsichert – ihre Klarheit war verschwunden, sie traute ihren Gefühlen nicht mehr und konnte keine Verbindung zu ihrem Kind herstellen – sie schreibt: »In diesem Zustand habe ich mich dann sehr spontan zu einer Fruchtwasseruntersuchung entschieden.«

Alle vier Frauen, die ein auffälliges Ergebnis nach der NF bzw. dem CT erhielten, entschieden sich für die Inanspruchnahme der invasiven PND. Bei vier Frauen wurde im Rahmen der routinemäßigen US-Untersuchung/en zu einem wesentlich späteren Zeitpunkt der Schwangerschaft eine Auffälligkeit festgestellt.
- Bei Frau Grüner war dies in der 19. SSW der Fall: Sie erkannte aus der Mimik des Gynäkologen innerhalb von Sekundenbruchteilen, dass etwas nicht stimmte. Sie beschreibt sich als in Tränen aufgelöst und unfähig zu denken.
- Frau Gruber wurde in der 22. SSW mit einem auffälligen US-Ergebnis konfrontiert – dies zu einem Zeitpunkt, als sie bereits die Bewegungen ihres Kindes spürte. Diese Untersuchung löste große Verunsicherung aus, Frau Gruber bezeichnete sich als »völlig aufgelöst und verwirrt«.
- Bei Frau Velencsics stellte die Gynäkologin in der 27. SSW eine zystische Erweiterung im Bauchbereich des Kindes fest, was sich später als Knoten in der Nabelschnur herausstellen sollte. Frau Velencsics war daraufhin ebenfalls in Tränen aufgelöst.
- Frau Mayer beschrieb keine Reaktionen auf das auffällige Ergebnis der US-Untersuchung(en) ihrer Frauenärztin Mitte des 6. Monats.

Sowohl Frau Grüner als auch Frau Mayer entschieden sich für die diagnostische Abklärung dieser Auffälligkeiten, indem sie invasive PND durchführen ließen. Dies bedeutet, dass sich von insgesamt 8 Frauen mit auffälligem Ergebnis nach nicht-invasiver PND 6 Frauen für die Inanspruchnahme weiter führender invasiver Verfahren entschieden und bloß zwei Frauen auf die diagnostische Klärung verzichteten: Frau Velencsics wurde vermittelt, dass diese Auffälligkeit zwar selten ist, aber solange das Kind gut versorgt wird, stellt diese kein Grund zur Besorgnis dar. Es folgten US-Kontrollen in zwei- bis dreiwöchigen Intervallen. Frau Gruber begründete ihren Verzicht auf die Durchführung der AC mit dem erhöhten Fehlgeburtrisiko: Sie und ihr Mann verzichteten auf die diagnostische Abklärung, weil, wie sie schreibt,»uns bewusst war, dass wir dadurch das Kind zusätzlich gefährden würden«.

Was löst nun die Inanspruchnahme von nicht-invasiver PND bei werdenden Vätern aus? Der Umstand, dass die immense Bedeutung der NF seiner Lebensgefährtin und ihm gegenüber permanent betont wurde, erzeugte etwa bei Herrn Hoffman »a completely unnecessary feeling of anxiousness and helplessness«. Herr Silla war bei der NF sehr aufgeregt und besorgt – nachdem die NF bei seinem Kind nichts Ungewöhnliches festgestellt hatte, fühlte sich er sich sehr beruhigt und machte sich bei den weiteren Untersuchungen im Laufe der Schwangerschaft keine Sorgen mehr. Dennoch hält er, dessen Frau ausschließlich ein nicht-invasives Verfahren in Anspruch nahm, fest,»dass die PND-Untersuchungen großen Stress auf die werdenden Eltern ausüben können, andererseits aber (bei gutem Ausgang) enorm beruhigend sind.«

Keine Beruhigung erfahren Männer bei schlechtem Ausgang, d.h. bei auffälligen Ergebnissen:
- Die Aussage der Frauenärztin, die sie im Rahmen einer routinemäßigen US-Untersuchung im 6. Monat der Schwangerschaft seiner Lebensgefährtin traf, dass nämlich mit dem Kind etwas nicht in Ordnung sei, war für Herrn Müller ein Schock.
- Als Frau Velencsics ihren Lebensgefährten anrief, um ihm »very upset, in fact crying« darüber zu erzählen, dass mit dem Kind möglicherweise etwas nicht stimme, löste bei Herrn Hoffman erneut »a feeling of uncertainty« aus.
- Herr Gruber wurde »sehr unruhig«, als seine Frau ihn im Büro anrief und ihm unter Tränen das auffällige Ergebnis der

US-Untersuchung mitteilte. Am selben Abend, so schreibt er, »besprachen wir unsere Ängste, wobei meine Rolle eher die des Trösters/Beschwichtigers war, um ein Gegengewicht in der Diskussion zu setzen. Meine eigentlichen Gefühle konnten hier wenig Platz finden.«

Invasive PND

Die invasiven Untersuchungen selbst wurden von den Frauen sehr unterschiedlich erlebt, von einer Frau als »seelisch qualvolle Untersuchung«, von einer anderen wurde die örtliche Betäubung als das eigentlich Unangenehmste an der Untersuchung beschrieben. Auffällig ist, dass viele Frauen von ihren Ängsten berichten – zum einen von der Angst vor der Untersuchung selbst (z.B. mögliche Schmerzen), zum anderen von der Angst vor der Verletzungsgefahr bzw. Fehlgeburt. Frau Jelinek spricht auch die Angst davor an, im Falle eines positiven Befundes eine existenzielle Entscheidung treffen zu müssen: »Ich hatte Angst vor möglichen Schmerzen, vor einer weiteren Fehlgeburt und auch Angst deshalb, weil ich mir bewusst war, aus welchem Grund es gemacht wird.« Genau aus diesem Grund hoffte Frau Grüner, ihr Kind würde durch die Biopsie abgehen, sodass sie selbst nicht diese weit reichende Entscheidung zu treffen bräuchte.

Fünf Frauen konnten sich über einen negativen Befund freuen. Freudentränen, so schrieb Frau Rawatter, liefen ihre Wangen hinunter, Frau Herb fühlte sich »sehr erleichtert« und Frau Jelinek konnte nach der Befundmitteilung »den Rest der Schwangerschaft in Ruhe genießen«.

Fünf Frauen wurden mit einem positiven Befund konfrontiert. Was ein positiver Befund auszulösen vermag, beschreiben drei Frauen:

- Frau Remark wurde zunächst telefonisch von dem Gynäkologen in Kenntnis gesetzt, der sich jedoch – wie sich später herausstellen sollte – beim Vorlesen des schriftlichen Befundes verlas und Frau Remark fälschlicherweise die Chromosomenaberration XXY-Syndrom mitteilte; nicht ohne hinzuzufügen, dass es sich dabei um eine Behinderung handle und angesichts ihres gesundheitlichen Zustandes eine Abtreibung für sie vorteilhaft wäre. Die Tragweite einer solchen Mitteilung wird im folgenden Satz sehr deutlich: »Ich glaube, ich habe es sowohl der Unterstützung meiner Therapeutin, die mich durch diese schwere Zeit begleitete, als auch meinen Eltern und meiner eigenen Intuition und Hartnäckigkeit zu verdanken, dass ich in den nächsten 48 Stunden keine Kurzschlusshandlung begangen habe.«
- Frau Westmüller wurde telefonisch zur Befundmitteilung gebeten, was sie in Panik versetzte, da sie daraus einen positiven Befund schloss. Als man ihr diesen tags darauf mitteilte, löste dies ein »Gefühlschaos« in ihr aus.
- Frau Mayer wurde nach der Befundmitteilung von den Ärzten gefragt, ob sie über einen Schwangerschaftsabbruch nachgedacht oder sich gar dafür entschieden hätte. »Meine Gefühle«, so beschreibt Frau Mayer, »waren aber wie taub. Ich konnte nicht darüber nachdenken, ich konnte nicht darüber sprechen, was ich davon halte, d.h. ob ich das will oder nicht, und ich konnte nicht richtig weinen. Ich denke, ich stand unter Schock.«

Frau Remark, die vom auswertenden Labor erfuhr, dass es sich mitnichten um ein XXY-Syndrom, sondern um ein XYY-Syndrom handelte, »was heutzutage keinen pathologischen Befund mehr bedeute«, entschied sich für die Fortsetzung der Schwangerschaft. Alle anderen Frauen, die mit einem positiven Befund konfrontiert wurden, ließen die Schwangerschaft ab-

brechen. Die Entscheidungsfindungsprozesse verliefen dabei höchst unterschiedlich.
- Bei Frau Reindl ging beispielsweise alles sehr schnell: Zwischen dem ersten Verdacht auf Trisomie 18 und dem Abbruch lagen gerade einmal vier Tage. Eine Entscheidung im eigentlichen Sinne traf sie nicht – ihr wurde die Entscheidung für oder gegen den Abbruch der Schwangerschaft, so schreibt sie, »in diesem schwer wiegenden Fall gleich von den Ärzten abgenommen«. Um nicht weniger schwer wiegende Fälle ging es bei den anderen Frauen.
- Frau Westmüller wurde zu verstehen gegeben, dass sie und ihr Mann ausreichend Zeit hätten, diese Entscheidung zu treffen, und es wurde ihnen mehrfach geraten, sich diese Zeit auch zu nehmen – als zeitliche Grenze wurde die 23. SSW genannt. Bei Frau Westmüller lagen zwischen erstem Verdacht und dem Abbruch 6 Wochen.
- Unter großem Zeitdruck hatten Frau Mayer und ihr Lebensgefährte diese existenzielle Entscheidung zu treffen, da sich Frau Mayer bereits in der 33. SSW befand. Sie entschied sich, wie gesagt, für den Abbruch der Schwangerschaft – obwohl sie, wie sie schreibt, »nicht wirklich klar und deutlich dazu ›ja‹ sagen konnte. Ich bin nicht zu 100% dahinter gestanden. Ich habe nur darauf gewartet, dass irgendjemand sagt, ich solle es nicht machen. Aber das ist nicht passiert. Ich hätte mehr Zeit gebraucht, darüber nachzudenken, aber die hatte ich nicht.«
- Retrospektiv gesehen ist es auch für Frau Grüner klar, dass sie mehr Zeit gebraucht hätte, um eine für sie auch langfristig stimmige Entscheidung treffen zu können – allein: In diesen Tagen, so ist bei Frau Grüner zu lesen, »war mein einziger, heftiger Wunsch, all das irgendwie möglichst schnell ungeschehen zu machen.« Frau Grüner suchte verzweifelt nach Entscheidungshilfen, obwohl im Grunde schon ent-

schieden: Sie suchte nach Menschen, die ihre Entscheidung bestätigen sollten und sie hoffte (vergeblich), ihre Entscheidung dadurch rechtfertigen zu können, dass ihr eigenes Leben in Gefahr wäre. Im Nachhinein erkannte sie, dass sie mit professioneller Hilfe möglicherweise anders entschieden hätte. Ihr wurde wenige Monate später bewusst, dass sie diese Entscheidung »wie ferngesteuert, oder eher in einem Stadium hochgradiger Regression in kindlich-autoritätshörige Zustände« getroffen hatte – mit anderen Worten: in einem Schockzustand.

Was löst nun die Inanspruchnahme von invasiver PND bei werdenden Vätern aus?
- Herr Herb »schwitzte ein bisschen« bei der Durchführung der Fruchtwasseruntersuchung, da ihm »sehr viele Gedanken durch den Kopf gingen«.
- Für Herrn Müller war der Tag, an dem bei seiner Lebensgefährtin AC und Plazentapunktion durchgeführt wurden, ein »schlimmer Tag«. Er war »total daneben, konnte nichts machen und musste nur zusehen« – zusehen, so schreibt er, »wie weh sie meiner Freundin getan haben«. Und weiter: »In der ganzen Zeit ist es mir ›beschissen‹ gegangen. Ich hatte die gleichen Ängste und Gefühle wie meine Freundin, nur dass ich die Untersuchungen nicht über mich ergehen lassen musste und dass ich die [körperlichen] Schmerzen nicht hatte.«
- Herr Westmüller befand sich an jenem Tag, an dem seiner Frau der AC-Befund mitgeteilt wurde, aus beruflichen Gründen im Ausland. Nervös wartete er auf den Anruf seiner Frau. Da er, so ist bei ihm zu lesen, »nach dem Gespräch weiterarbeiten musste, versuchte ich zunächst, über all das nicht weiter nachzudenken, sondern verschob alle weiteren

Gedanken auf später, wenn ich wieder zu Hause war.« Herr Westmüller spricht seine durch den positiven Befund ausgelöste Angst an, die sich in der Frage manifestierte: Was, wenn wir es einfach nicht schaffen?
Drei Männer erhielten einen negativen Befund:
- Für Herrn Jelinek waren die drei Wochen Wartezeit bis zur Befundmitteilung »nicht gerade angenehm«, aber die Aussage, dass alles in Ordnung sei, war für ihn und seine Frau »erlösend«.
- Für Herrn Herb dauerte das Warten »eine Ewigkeit«, er fand die Wartezeit »sehr spannend« und schreibt von einer »großen Erleichterung«, die der negative Befund mit sich brachte.
- Bei Herrn Tatzgern ist bloß die Bemerkung zu finden, dass sich nach der Übermittlung des Untersuchungsergebnisses die Aufregung zusehends legte.

Es lässt sich somit festhalten: Der US-Untersuchung sehen viele Frauen mit großer Freude entgegen (Baby-Fernsehen), wenngleich sie auch dann Sorge auszulösen vermag, wenn die Möglichkeit antizipiert wird, eine Behinderung des Kindes diagnostiziert zu bekommen. Erleichterung ist die Folge, wenn keine Auffälligkeit festgestellt wird. Doch selbst bei unauffälligen Ergebnissen nach nicht-invasiver PND bleibt bei manchen Frauen ein Restzweifel und so manche Unsicherheit bestehen, die es während der noch verbleibenden Zeit der Schwangerschaft zu ertragen gilt. Der Umstand, gleich nach der Feststellung der Schwangerschaft mit der Aussage konfrontiert zu werden, das Kind könnte krank oder behindert sein, stellt, so schreibt eine Frau, keinen glücklichen Einstieg in die Schwangerschaft dar: Die Freude kann dabei gründlich verdorben werden. Jene Frauen, die auffällige Ergebnisse nach nicht-invasiver PND erhalten, berichten von fürchterlicher Angst, großer bzw. vollkommener Verunsicherung, vom Verschwinden zuvor vorhandener Klarheit und dem Vertrauen zu den eigenen Gefühlen. Sie beschreiben sich als wie gelähmt, wie in Trance, völlig (in Tränen) aufgelöst und verwirrt, unfähig zu denken. Sie befinden sich im Schock.

Vor dem invasiven Eingriff haben viele Frauen Angst: vor möglichen Schmerzen, insbesondere vor der großen Nadel, vor der Gefahr, das Kind zu verletzen bzw. durch den Eingriff zu verlieren. Am schlimmsten ist freilich die Angst, eine Entscheidung über Leben und Tod des Kindes treffen zu müssen. Ein negativer Befund bringt große Erleichterung und die Möglichkeit, den Rest der Schwangerschaft in Ruhe genießen zu können.

Jene Frauen, die mit einem positiven Befund konfrontiert werden, geraten in Panik, werden von einem Gefühlschaos ergriffen oder können gar nichts mehr empfinden: Sie sprechen davon, taube Gefühle zu empfinden, und von der Unfähigkeit, klare Gedanken fassen zu können. Sie befinden sich im Schock (Datler & Strachota 2006). In dieser psychischen Extremsituation sind die Frauen nun angehalten, rationale Entscheidungen über Fortsetzung oder Abbruch der Schwangerschaft treffen zu müssen – Entscheidungen, die Elisabeth Beck-Gernsheim (1995, 11) einst »unmögliche Entscheidungen« genannt hat: »Gemeint sind Entscheidungen, die im Grunde niemand fällen, niemand verantworten kann – denn wo gäbe es Regeln, um über Leben und Tod zu richten? – und die dennoch gefällt werden müssen.« Diese unmöglichen Entscheidungen also sind in akuten Schockreaktionen zu treffen – in einer akuten Schockreaktion ist es jedoch unmöglich, rationale Entscheidungen treffen zu können. Marianne Ringler beschrieb bereits gegen Ende der 1980er Jahre die psychischen Reaktionen von Frauen und Männern, die nach Amniozentesen positive Befunde erhielten: »Die Frauen wirken leblos, sprachlos und man kann mit ihnen ähnlich wie mit Marionetten fast alles machen. Die Partner, ebenso überwältigt wie die Frauen, ebenso betroffen, wenngleich die körperliche Betroffenheit fehlt, vermögen es ohne entsprechende Hilfe nicht, eine unterstützende Funktion im Sinne eines Hilfs-Ich zur Verfügung zu stellen ...« (Ringler 1989, 889). Nach Lammert und Neumann (2002, 81) sind die Frauen »affektiv erstarrt, nicht in der Lage, Fragen zu stellen, geschweige denn eine autonome und eigenverantwortliche Entscheidung zu treffen.«

Die Frauen befinden sich also zum einen in einer akuten traumatischen Krise und müssen zum anderen in dieser psychisch extrem belastenden – moralischen – Konfliktsituation die Entscheidung ihres Lebens treffen: über Leben oder Tod ihres Kindes. So, als ob dies nicht genug wäre, sind sie oftmals gezwungen, diese Entscheidung unter Zeitdruck zu treffen. Dieser von außen an die Frauen herangetragene Zeitdruck trifft dann mit dem Bedürfnis der Frauen zusammen, möglichst schnell dieser Situation, die kaum mehr zu ertragen ist, zu entfliehen. In diesem Zusammenhang ist bemerkenswert: Vier Frauen entschieden sich nach positivem Befund für einen Schwangerschaftsabbruch, für drei der vier Frauen erschien jedoch zu Beginn ihrer Schwangerschaft ein Abbruch nicht vorstellbar – er wurde kategorisch abgelehnt. Zwei dieser drei Frauen sprechen explizit den Zeitfaktor als Problematik an: Sowohl Frau Mayer als auch Frau Grüner hätten für ihre Entscheidung mehr Zeit gebraucht, um zu einer für sie stimmigen Entscheidung zu kommen, mit der sich der Rest des Lebens auch gut leben lässt. Doch Frau Grüner wollte in der akuten Situation alles »irgendwie möglichst schnell ungeschehen ... machen«. Beide Frauen zweifeln noch Jahre später an der Richtigkeit ihrer Entscheidung.

Aus zehnjähriger zeitlicher Distanz fasst Frau Grüner ihre damalige Entscheidungsfindung wie folgt zusammen: Nicht sie als reife, mündige Person habe entschieden – es waren vielmehr »die Umstände – die ärztliche Umgebung, der ungeheure Schock, mein absoluter Ausnahmezustand –, die schlussendlich viel zu schnell eine Entscheidung herbeigeführt haben, mit der ich heute zwar leben kann, die in mir aber immer noch Traurigkeit hervorruft. Ich habe das Gefühl, ich bin meinem Innersten damals nicht treu geblieben.«

Ein positiver Befund als Krisenanlass stellt eine gewaltige Bedrohung und Erschütterung der psychischen Existenz, der sozialen Identität und Sicherheit dar. Den in der akuten Krisensituation, also in der Schockreaktion aufkommenden bedrohlichen Gefühlen fühlen sich die Frauen hilflos ausgeliefert. Die Eltern hoffen, so schreibt auch Beutel (2002, 123), »möglichst schnell die unerträgliche Entscheidung hinter sich zu bringen, in der es keine Hilfe und keinen Ausweg zu geben scheint.« Wird ihnen keine professionelle Hilfe angeboten, kann ein Abbruch der Schwangerschaft daher als einziger Ausweg aus dieser nicht mehr aushaltbaren Situation erscheinen.

Frau Westmüller, für die trotz diagnostizierter Auffälligkeiten ihres Kindes lange Zeit ein Abbruch nicht in Frage kam, konnte letztendlich die für sie richtige Entscheidung – Abbruch der Schwangerschaft – treffen: Die ÄrztInnen forderten Frau Westmüller mehrmals auf, sich Zeit für ihre Entscheidung zu nehmen, zudem hatte sie das Glück, in einem PND-Zentrum betreut zu werden, in dem eine Psychologin Krisenintervention leistete. Befinden sich Menschen in traumatischen Krisen, gilt es, sie in dieser Situation nicht alleine zu lassen, »denn in der Krise ist der Mensch abhängiger von Hilfe von außen als in jeder anderen Situation seines Lebens« (Sonneck 2000, 23). Mit anderen Worten: Hilfe von außen tut Not in dieser Not. Ziel einer Krisenintervention ist es, »dem Betroffenen dabei zu helfen, ihre Handlungs- und Entscheidungsfähigkeit zurückzugewinnen« (a.a.O., 19). Die wichtigste Hilfe für Menschen in Krisensituationen ist »Interesse und Aufmerksamkeit eines anderen Menschen, der sich Zeit für sie nimmt, der Gelegenheit zum Sich-Aussprechen und Angehört-Werden gibt und der Schwierigkeiten und Gefühle ernst nimmt« (a.a.O., 64).

Dies bedeutet, dass ein eklatanter Bedarf an professioneller Hilfe jedenfalls nach der Mitteilung eines positiven Befundes besteht, der in jedem Fall eine traumatische Krise auslöst; auch äußerlich gefasst wirkende Frauen, denen ein positiver Befund nach AC oder CVS mitgeteilt wird, stehen unter Schock. Unter Schock stehen jedoch nicht bloß Frauen, die nach Inanspruchnahme invasiver PND mit einem positiven Befund konfrontiert werden. Auch auffällige Ergebnisse nach nicht-invasiver PND, die gemeinhin als harmlos und hinsichtlich ihrer Auswirkungen als weit weniger problematisch gilt, können Anlass einer traumatischen Krise sein und eine Schockreaktion auslösen. Dieses Bewusstsein fehlt meiner Einschätzung nach weitgehend innerhalb jener medizinischen Berufsgruppen, die mit PND zu tun haben. Nebstbei sei bemerkt, dass dieses fehlende Bewusstsein auch seinen Ausdruck in der empirischen Forschung findet: Jene Studien, die die psychischen Auswirkungen von PND untersuchten, beziehen sich vorwiegend auf die invasive PND, wobei die AC das am häufigsten untersuchte Verfahren darstellt.

Doch es stehen nicht bloß Frauen unter Schock, die entweder auffällige Ergebnisse nach nicht-invasiver PND oder positive Befunde nach invasiver PND erhalten: Die Erfahrungsberichte lassen den Eindruck gewinnen, dass es werdenden Vätern ähnlich geht. Die Zeit vor der Inanspruchnahme nicht-invasiver PND ist bei werdenden Vätern geprägt von Hilflosigkeit und Angst, Aufregung und Sorge – sie ist eine sehr stresshafte Zeit. Das erhoffte unauffällige Ergebnis bringt Beruhigung, ein auffälliges Ergebnis löst Unsicherheit, Unruhe, Schock aus. Manche Männer erleben sich als Tröster und Beschwichtiger, in dieser (zugeschriebenen und übernommenen) Rolle finden Gefühle nicht Platz; Gefühle, die jedoch existieren. Herr Müller konnte, so beschreibt er seine Situation während der Inanspruchnahme invasiver PND, nur zusehen, er war einem Gefühl der hilflosen Ohnmacht ausgeliefert, fühlte sich total daneben, es ging ihm schlicht »beschissen«. Er hatte die gleichen Ängste und Gefühle wie seine Lebensgefährtin, wofür sich aber niemand interessierte. Männer haben stark zu sein, der Fels in der Brandung, die starke Schulter.

Die Wartezeit wird auch von Männern als unangenehm, nicht enden wollend erlebt, ein negativer Befund bringt Erleichterung, ja Erlösung. Was die Auswirkungen eines positiven Befundes bei den betroffenen Männern angeht, ist in den beiden Berichten nicht viel zu finden. Herr Müller nimmt darauf gar nicht Bezug und bei Herrn Westmüller ist einzig die Angst formuliert, ein Leben mit einem Kind mit Behinderung nicht zu schaffen. Dies mag damit zusammenhängen, dass gerade in dieser Situation die Rolle des »starken Mannes« zu übernehmen ist, der systemerhaltend weiterhin möglichst gut funktionieren muss. Als Herr Westmüller vom positiven Befund telefonisch erfuhr, aus beruflichen Gründen 1500 km entfernt von seiner Frau, ging es darum, aufkommende Gefühle zu verdrängen bzw. zu verschieben. Eine Auseinandersetzung mit Gefühlen findet keinen Platz.

Professionelle Hilfe muss demnach nicht bloß schwangeren Frauen, sondern beiden Elternteilen angeboten werden – sowohl bei der Inanspruchnahme invasiver wie auch nicht-invasiver PND. Dies reicht von (psychosozialer) Beratung bis hin zur Krisenintervention. Doch wie sah es in der Realität der 14 Frauen und 8 Männer aus? Diese Frage führt zum dritten Thema, auf das im Folgenden eingegangen wird.

3. Unterstützung, Begleitung und Beratung

Nicht-invasive PND

In welcher Weise wurden die Frauen und Männer professionell begleitet, unterstützt, beraten? Und von wem erhielten sie hilfreiche professionelle Unterstützung, Begleitung und Beratung?
- Frau Silla berichtet, dass sie sich von ihrem Gynäkologen nicht gut betreut fühlte, und zieht daraus die Konsequenz, bei der nächsten Schwangerschaft den Arzt gezielter auszusuchen. Sie hatte, so schreibt sie, die »große Bedeutung einer genauen, persönlichen und geduldigen ärztlichen Betreuung einer Schwangeren unterschätzt«.
- Frau Carpazio fühlte sich hingegen von ihrem Gynäkologen »sehr gut« betreut; auch jene Ärztin, die bei ihr im Krankenhaus den CT durchführte, gab Frau Carpazio ein »gutes Gefühl«, denn sie war »keine Panikmacherin«. Ein »schlechtes Gefühl« verursachte dafür die medizinisch-technische Analytikerin (MTA), die im PND-Zentrum das Organscreening durchführte: Dies deshalb, weil Frau Carpazio ihre Entscheidung, die AC nicht in Anspruch zu nehmen, von der MTA in Frage gestellt sah, indem diese nach dem Grund der »Weigerung« fragte.
- Frau Gruber, der von ihrem Gynäkologen empfohlen wurde, Organscreening in einem PND-Zentrum machen zu lassen, ging »völlig unbekümmert« zu dieser Untersuchung, bei der allerdings eine Auffälligkeit festgestellt wurde. In dieser schwierigen Situation war ihr einzig ihr Mann eine große Stütze, weil er, so schreibt sie, »immer wieder artikuliert hat, dass wir es gemeinsam schaffen werden, was auch immer auf uns zukommt. Von medizinischer Seite habe ich in dieser Zeit keine Unterstützung bekommen, außer, dass sie mir

spezielle Untersuchungen angeboten haben, mit denen man gewisse Krankheiten feststellen könnte.«
- Bei Herrn Gruber ist zu lesen, dass sich das Elternpaar in der schwierigen Situation, über eine Inanspruchnahme der AC zwecks diagnostischer Abklärung dieser Auffälligkeit und damit über die Inkaufnahme des erhöhten Risikos einer Fehlgeburt entscheiden zu müssen, einen kompetenten Rat bei einem erfahrenen Gynäkologen einholten, der zugleich ein enger Verwandter Herrn Grubers ist. Möglicherweise war es diese Kombination von gynäkologischer Erfahrung und persönlicher Nähe, die dazu führte, dass Herrn Grubers Cousin »die richtigen Worte ... fand«.
- Frau Velencsics, bei deren Kind ebenfalls im Rahmen des Organscreenings eine Auffälligkeit festgestellt wurde, war die Bedeutung der PND während einer Schwangerschaft nicht klar, und sie hätte sich im Nachhinein gewünscht, so schreibt sie, »jemand hätte mich gewarnt«. Sie hätte sich von ihrer Gynäkologin erwartet, dass diese sie (warnend) auf die Bedeutung der PND hinweisen würde.
- Ihr Lebensgefährte, Herr Hoffman, spricht in seinem Bericht den Umstand an, dass pränataldiagnostische Untersuchungen für das medizinische Personal eines PND-Zentrums eine mechanisch ablaufende Alltagsroutine darstellt. Darum wissend, fordert er dennoch oder gerade deshalb: »I would have wished for more eye contact and perhaps more counselling should have taken place which would have at least quelled some of our anxieties.«
- Der Gynäkologe von Frau Grüner entdeckte im Rahmen eines Routine-US in der 19. SSW eine Auffälligkeit, was Frau Grüner augenblicklich erahnte – »erahnte« deshalb, weil der Gynäkologe, der nicht sie, sondern ausschließlich den US-Monitor anschaute, ab diesem Moment »so gut wie nichts mehr sagte«, d.h. Frau Grüner in absoluter Unwissenheit be-

ließ. Er »kritzelte« irgendetwas auf einen Überweisungsschein und schickte sie zwecks weiterer diagnostischer Abklärung in ein PND-Zentrum weiter. Er hätte Frau Grüner jene Stunden der Mühe ersparen können, die ihr das Entziffern des Geschriebenen kosteten – Frau Grüner war davon überzeugt, »dass die Unlesbarkeit Absicht war«.

Invasive PND

Ein ähnlich unterschiedliches Bild zeigt sich auch hinsichtlich der Betreuung, Begleitung und Unterstützung werdender Eltern, die invasive PND in Anspruch nahmen. In Hinblick auf den Entscheidungsprozess, invasive Verfahren durchführen zu lassen oder nicht, finden sich in den Berichten folgende Hinweise:
- Frau Remark suchte einen ihr bis dahin unbekannten Gynäkologen auf, der sich auf PND spezialisiert hatte. Dieser führte im Rahmen dieser gynäkologischen Untersuchung nicht bloß die NF, sondern auch den PAP-Test (zytologischer Abstrich) durch. Die NF brachte ein unauffälliges Ergebnis, nicht so der PAP-Test – es wurde eine entzündliche Veränderung am Gebärmutterhals festgestellt. Frau Remark hatte das Pech, dass ihr Gynäkologe zu diesem Zeitpunkt auf Urlaub war, und so ließ sie zwei Wochen später den PAP-Test nochmals von dem PND-Spezialisten durchführen. Die Werte hatten sich jedoch weiter verschlechtert – bei der Befundbesprechung, so schreibt Frau Remark, »drängte der anscheinend ob des schlechten Befunds mit den Tränen kämpfende Arzt auf eine Fruchtwasseruntersuchung«. Diese lässt Frau Remark schließlich auch durchführen, obwohl sie zu Beginn der Schwangerschaft dezidiert gegen eine AC war. Sie wollte das Risiko einer Fehlgeburt nicht eingehen.

- Nachdem bei Frau Jordan-Rudolfs Kind via US eine Auffälligkeit festgestellt worden war, wurde Frau Jordan-Rudolf die Frage gestellt, ob sie eine AC machen lassen wolle. Offenbar war diese Frage bloß eine rhetorische, denn als Frau Jordan-Rudolf die Frage verneinte, wurde so lange auf sie eingeredet, bis sie sich völlig verunsichert für die Inanspruchnahme der AC entschied – entgegen ihrer eigentlichen Absicht.
- Demgegenüber fühlte sich Herr Westmüller zu keinem Zeitpunkt zu einer Entscheidung gedrängt, auch wurde ihm und seiner Frau von niemandem eine Meinung aufgedrängt.

Was die Durchführung invasiver Verfahren selbst betrifft, so kann man bei ÄrztInnen, für die zumindest in PND-Zentren AC und CVS Routinemaßnahmen darstellen, den Eindruck gewinnen, dass sie sich der Bedeutung, die die PND für werdende Eltern hat, nicht bewusst sind. Der Arzt, der bei Frau Jelinek die AC durchführte, versuchte kaum, sie zu beruhigen, oder, wie Frau Jelinek schreibt, »mir meine Ängste zu nehmen. Ich erwartete mir mehr Einfühlungsvermögen. Er erklärte mir zwar jeden Schritt des Vorgangs, zeigte aber kein Mitgefühl. Man kann sagen, dass er sich irgendwie nicht bewusst war, was diese Untersuchung für werdende Eltern überhaupt bedeutet.«

In Bezug auf Unterstützung, Begleitung und Beratung nach dem chirurgischen Eingriff sowie nach der Mitteilung eines positiven Befundes lässt sich folgendes zusammenfassen:
- Frau Remark erzählt, dass sie nach dem chirurgischen Eingriff auf einem Spitalsbett am Gang liegend wohl »ein jämmerliches Bild abgegeben haben [musste], da mich eine hausinterne Psychologin darauf drängte, bei ihr ›mein Herz auszuschütten‹. Eine Aufforderung, die ich, von dieser frem-

den Person ausgesprochen, als Belastung empfand und der ich nicht nachkommen wollte.« Frau Remark fühlte sich also durch das Gesprächsangebot der Psychologin bedrängt, sie empfand sie als Belastung oder besser Belästigung.
- Demgegenüber empfanden Frau und Herr Westmüller das Beratungsangebot der Psychologin als sehr hilfreich. Die Psychologin war bereits bei der Mitteilung des positiven Befundes anwesend und kam, wie Herr Westmüller schreibt, »jeden Tag für ein Gespräch vorbei und war in der Zeit eine große Hilfe.«
- Keine psychologische Hilfe erfuhren hingegen Frau Mayer und ihr Lebensgefährte Herr Müller. Frau Mayer fühlte sich medizinisch gut betreut, psychisch, so ist bei ihr zu lesen, »wurde mir nicht geholfen. Es wurde mir auch keine Hilfe angeboten«.
- Dies ist auch bei Frau Mayers Lebensgefährten angemerkt, jedoch hätte Herr Müller im Gegensatz zu seiner Lebensgefährtin psychologische Hilfe »auch nicht angenommen«: Er wollte nicht über seine Gefühle sprechen.

In dieser psychischen Ausnahmesituation fühlten sich viele Eltern von den Schwestern gut betreut.
- So schreibt etwa Frau Westmüller, dass sich die Schwestern viel Zeit für Gespräche mit ihr nahmen, um alle Fragen zu beantworten.
- Auch Herr Westmüller merkt an, dass insbesondere das Pflegepersonal ausgesprochen kompetent, vor allem aber auch freundlich war – sie gaben bei aller Professionalität das Gefühl menschlicher Nähe.

Die ÄrztInnen waren demgegenüber großteils, diesen Eindruck gewann jedenfalls Frau Mayer, etwas hilflos. »Damit meine ich, dass sie nicht genau wussten, wie sie mit uns umgehen sollten.

Sie waren sehr betroffen, das habe ich gemerkt. Ich verstehe natürlich, dass sie sich nicht mit jedem Schicksal persönlich belasten können.«

Frau Mayers Ansprüche waren ob dieses Verständnisses denn auch einigermaßen bescheiden: Sie hätte sich bloß erwartet, dass die ÄrztInnen ihr sagen, wo sie sich Hilfe holen könnte. Doch dies ist nicht geschehen.
Was die Entscheidungsfindung hinsichtlich Fortsetzung oder Abbruch der Schwangerschaft nach positivem Befund betrifft, zeigt sich ein höchst divergierendes Bild:
- Weder Frau Mayer noch Frau und Herr Westmüller fühlten sich von den ÄrztInnen zu einer Entscheidung gedrängt.
- Demgegenüber gab der PND-Spezialist Frau Remark unmissverständlich zu verstehen, dass eine Abtreibung für sie »von Vorteil« wäre.
- Frau Grüner wurde im PND-Zentrum von einem Arzt gesagt, käme ihr Fall in seiner Familie vor, würde er zu einem Abbruch raten,
- Frau Reindl wurde diese Entscheidung gleich von den Ärzten abgenommen.

Die Betreuungssituation in der Zeit zwischen getroffener Entscheidung für den Schwangerschaftsabbruch und dem Einleiten der Geburt beschreiben die Frauen und Männer wie folgt:
- Nachdem das Elternpaar Westmüller den ÄrztInnen und Schwestern ihre Entscheidung mitgeteilt hatten, die Schwangerschaft abzubrechen, waren es die Schwestern, die »sehr behutsam« mit ihnen den praktischen Ablauf des Schwangerschaftsabbruchs besprachen.
- Auch als Frau Reindl während des Schwangerschaftsabbruches Vorwürfe zu quälen begannen, linderten Gespräche mit Schwestern und einer »Seelhilfe« ihre psychische Not.

- Frau Mayer und ihr Lebensgefährte haben mit einer Hebamme für sie »wichtige Dinge besprochen«.
- Frau Grüner erinnert sich an die »große Sprachlosigkeit, die allerseits herrschte«. Eine Situation, so schreibt sie weiter, ist ihr ganz besonders präsent: »Ich stand am Gang und brach beim Anblick einer Mutter mit zwei Neugeborenen, die vorbeikam, in Tränen aus. Ein Arzt kam vorbei, fragte mich, glaube ich, was los wäre. Ich gab ihm mein ›Dossier‹ … Er warf einen Blick darauf, und verließ mich wortlos (hilflos!).« Als am darauf folgenden Tag auf der Toilette das Kind aus ihr »herausrutschte«, war sie völlig fertig. Sie läutete nach der Schwester: »Wieder hilfloses, fast peinliches Schweigen.«

Die zwischenmenschliche Begegnung insbesondere vor, während und nach einem Schwangerschaftsabbruch erfordert große Sensibilität seitens des medizinischen Personals. Diesbezüglich hat sich in den letzten Jahren vieles zum Positiven gewendet: Während Frau Grüner nicht angeboten wurde, ihr Kind nach der Geburt zu sehen oder ein Foto machen zu lassen, erhielten die anderen drei Frauen/Paare diese wichtige Möglichkeit, von ihrem Kind Abschied zu nehmen. Frau Mayer etwa hat Fotos von ihrem Kind, die sie sich noch nach Jahren oft ansieht – und sie hielt nach der Geburt ihren toten Sohn eine knappe Stunde lang in ihren Armen. Sie schreibt: »Ich bin froh, dass ich diese Möglichkeit hatte. Ich hätte es mein Leben lang bereut, wenn ich ihn mir nicht angesehen hätte.« Dass Frau Grüner diese Möglichkeit nicht hatte, bedauert sie noch zehn Jahre später. Für Frau Reindl war es wichtig, dass sie sich gemeinsam mit ihrem Partner von ihrem Kind verabschieden konnte – sie sieht diesen gemeinsamen Abschied als Voraussetzung, das Erlebte gemeinsam aufarbeiten zu können. Und dafür war sie ihm dankbar.

Es lässt sich somit festhalten: In Bezug auf die nicht-invasive PND beklagen manche Frauen und Männer das Fehlen einer umfassenden und vor allem persönlichen Betreuung seitens ihrer GynäkologInnen. Sie hätten sich gewünscht, bereits im Vorfeld auf die große Bedeutung pränataldiagnostischer Verfahren hingewiesen zu werden. Beklagt wird, dass im Rahmen der für ÄrztInnen mechanistisch ablaufenden Alltagsroutine zu wenig bis kein persönlicher Kontakt hergestellt wird. So schrieb etwa ein Gynäkologe nach der Feststellung einer Auffälligkeit wort-, d.h. erklärungslos einen Überweisungsschein mit unlesbarer Diagnosestellung. Für eine andere Frau war nach der Feststellung einer Auffälligkeit einzig ihr Mann eine Stütze, medizinisch wurde ihr bloß die Inanspruchnahme einer weiterführenden invasiven PND anempfohlen. Als hilfreich im Entscheidungsfindungsprozess empfand dieses Elternpaar einen Gynäkologen, der als naher Verwandter beratend unterstützte. Eine Frau fühlte sich von ihrem Gynäkologen definitiv gut betreut, obgleich er es war, der eine Vielzahl nicht-invasiver Verfahren nahe legte, ungeachtet der Tatsache, dass eine Untersuchung nach der anderen ein unauffälliges Ergebnis brachte. Bemerkenswert ist dieser Umstand deshalb, weil diese Frau kritisch anmerkt, dass das »X-mal-Nachfragen« der ÄrztInnen werdende Mütter verunsichert – und soll man, so schreibt sie, »wirklich mit dem Gefühl einer gewissen Angst/Unsicherheit durch den Rest der Schwangerschaft?«

Was die Entscheidung über die Inanspruchnahme invasiver PND betrifft, drängte ein mit den Tränen kämpfender PND-Spezialist auf die Durchführung der AC, eine andere Frau empfand den Vortrag über die Schwierigkeiten, ein Kind mit Behinderung zu erziehen u.ä, als dermaßen verunsichernd, dass sie entgegen ihrer Absicht in die Durchführung der AC einwilligte. Andere Frauen bzw. Männer fühlten sich demgegenüber in ihrer Entscheidungsfindung über die Inanspruchnahme invasiver PND nicht gedrängt. Hinsichtlich der Durchführung invasiver Verfahren selbst wird zum Ausdruck gebracht, dass manche ÄrztInnen sich der Bedeutung dieser Eingriffe nicht bewusst sind: Beklagt wird fehlendes Einfühlungsvermögen und Mitgefühl. Im Falle positiver Befunde wird – ähnlich wie bei der Feststellung von Auffälligkeiten nach nichtinvasiver PND – vor allem bei ÄrztInnen hilflose Betroffenheit wahrgenommen. Wenngleich manche ÄrztInnen sich einfühlsam und verständnisvoll zeigen, wird dies von den Betroffenen dennoch nicht als psychisch hilfreich erlebt. Zwischenmenschliche Nähe und hilfreiche Gespräche werden überwiegend seitens der Schwestern, Hebammen und einer Psychologin erfahren.

In Bezug auf die Entscheidung hinsichtlich Fortsetzung oder Abbruch der Schwangerschaft nach positivem Befund fühlten sich manche Frauen bzw. Männer in keinster Weise gedrängt, anderen wurde zum Abbruch geraten. Auch hier waren es vor allem die Psychologin, Schwestern und Hebammen, die die Frauen und Männer hilfreich unterstützten. Eine Frau berichtet über einen Arzt und eine Schwester, die ihr mit hilflosem Schweigen begegneten.

In all ihrer Unterschiedlichkeit weisen die Erfahrungsberichte auf eine fehlende Balance von Nähe und Distanz insbesondere seitens der GynäkologInnen hin: Beschrieben wird eine zu große emotionale Distanz, die sich beispielsweise in fehlendem Augenkontakt oder Sprachlosigkeit oder in dem Gefühl äußert, dass sich ÄrztInnen der besonderen Bedeutung von PND für werdende Eltern nicht bewusst sind. Emotionale Distanz kann aber auch Ausdruck für zu große emotionale Nähe bzw. für unbewusste Ängste darstellen – Ängste vor der Konfrontation mit den Gefühlen werdender Eltern, aber auch mit den eigenen Gefühlen (Datler/Strachota 2006). In der Begegnung sowohl mit den (nicht selten heftigen) Gefühlen werdender Eltern (Verunsicherung, Angst, Panik, Verzweiflung, Wut u.ä..), als auch mit der eigenen unreflektierten emotionalen Betroffenheit kann es zu einem Verdrängungs- und Vermeidungsverhalten kommen, das sich in emotionaler Distanzierung manifestiert. Diese kann wiederum zuweilen zu Übergriffigkeiten führen, beispielsweise dann, wenn die zu treffende Entscheidung über Leben und Tod des Kindes faktisch von ÄrztInnen übernommen wird.

Zu große emotionale Nähe kann die Entscheidungsfindung werdender Eltern beeinflussen (a.a.O.) – diese Erfahrung hat Frau Remark gemacht, die daher fordert, ÄrztInnen sollten lernen, »ihre eigenen Ängste für sich zu behalten, sonst werden sie – die eigenen Ängste auf die Schwangere übertragend – ihr Entscheidungen aufdrängen«. Dies führt zur Forderung nach Aus- und Weiterbildungen, in denen (nicht bloß, aber auch) GynäkologInnen jene Kompetenzen erwerben, die es ihnen u.a. ermöglichen – wie Frau Remark schreibt – »eventuelle narzisstische Bedürfnisse gegenüber Patientinnen erkennen [zu] lernen und bei problematischen Fragestellungen sensibel mit dem Gegenüber umgehen [zu] lernen«.

Bemerkenswert ist, dass seitens des medizinischen Personals es vor allem die Schwestern und Hebammen sind, die persönliche Nähe herstellen, die werdenden Eltern das Gefühl vermitteln, in ihrer (psychisch) schwierigen Situation ernst genommen zu werden. Auf Grund der Erfahrungsberichte kann man den Eindruck gewinnen, dass ÄrztInnen sich demgegenüber im Großen und Ganzen darauf konzentrieren, medizinisch aufzuklären, d.h. Sachinformationen zu liefern, die für werdende Eltern die Entscheidungsgrundlage für das weitere Vorgehen darstellen. Daher soll abschließend ein Blick darauf geworfen werden, wie die 14 Frauen und 8 Männer über Möglichkeiten, Grenzen, Risiken und Konsequenzen (z.B. Schwangerschaftsabbruch) der Inanspruchnahme pränataldiagnostischer Verfahren aufgeklärt aufgeklärt wurden.

Exkurs: Die Situation der GynäkologInnen

Zuvor jedoch noch einige Bemerkungen zu der sehr schwierigen und problematischen (Arbeits-)Situation von GynäkologInnen. Sie sehen sich in vielfacher Weise zunehmendem Druck ausgesetzt: Zu nennen sind strukturelle Gegebenheiten wie beispielsweise das äußerst knappe »Zeitbudget« und der sich daraus ergebende Zeitdruck, mit dem sowohl KassenärztInnen wie auch ÄrztInnen in Krankenhäusern/PND-Zentren auszukommen haben. Zu nennen sind aber auch die nicht minder belastenden Erwartungshaltungen, die auf individueller aber auch gesellschaftlicher Ebene existieren und GynäkologInnen zusehends unter Druck setzen: Behinderung gilt gesellschaftlich zunehmend als vermeidbares Übel – Behinderung soll und muss angesichts der bestehenden medizinischen Möglichkeiten nicht (mehr) sein. GynäkologInnen sind es, die dafür zu sorgen haben, dass die Geburt von Kindern mit Behinderung vermieden wird. Auf individueller Ebene äußert sich dies insofern, als GynäkologInnen zunehmend mit der meist unausgesprochenen Erwartungshaltung werdender Eltern konfrontiert werden, ein »gesundes« Kind zu »garantieren«. Zugleich wissen GynäkologInnen um die möglichen forensischen Konsequenzen, die mit der PND gegeben sind: Juristische Grundsatzurteile angesichts elterlicher Schadenersatzklagen erhöhen den Druck immens, eine Auffälligkeit nach allen Regeln der medizinischen Kunst nicht zu übersehen bzw. zu »entdecken«.

Werdende Eltern erwarten von ihren ÄrztInnen zudem exakte Prognosen über Verlauf und Ausgang einer möglichen bzw. diagnostizierten Fehlbildung, Krankheit oder Behinderung. In vielen Fällen ist eine solche Vorhersage jedoch unmöglich. Hier gilt es, ein realistisches Bild ärztlicher Kompetenzen zu vermitteln, ohne damit die werdenden Eltern zusätzlich zu verunsichern.

Zu nennen sind zudem Gefühle von Hilflosigkeit, Ohnmacht, Angst und Überforderung, die bei GynäkologInnen dann auftreten können, wenn von ihnen eine Auffälligkeit »entdeckt« oder eine Fehlbildung, Krankheit oder Behinderung diagnostiziert wird. Mit diesen Gefühlen sehen sich GynäkologInnen weit gehend allein gelassen – sie befinden sich damit in einer Situation, welche jener der Eltern ähnlich ist, stehen aber unter dem Druck, professionell darauf reagieren zu müssen. Viele GynäkologInnen retten sich aus dieser Bedrängnis, indem sie sich, wie oben bereits erwähnt, emotional distanzieren und damit die Eltern weit gehend allein lassen.

Bedeutend ist überdies der Anspruch, (berufs-)ethisch korrekt in einem Feld zu handeln, das letztlich Fragen berührt, bei denen es um Leben und Tod, um Lebenssinn und Lebenswert geht, in dem es aber keine allgemein geteilte Übereinkunft darüber gibt, was »richtig« und »falsch« ist. Auf Grund des Umstandes, dass GynäkologInnen Fehlbildungen, Krankheiten und Behinderungen in den meisten Fällen bloß diagnostizieren, aber nicht heilen bzw. behandeln können, geraten sie in die belastende Rolle von WegbereiterInnen und VollstreckerInnen einer selektiven Praxis, in der in Bezug auf Lebenswert bzw. Lebensunwert über Leben und Tod von (zuweilen bereits lebensfähigen) Menschen entschieden wird.

4. Aufklärung

Wie wurden nun die 14 Frauen und 8 Männer über Möglichkeiten, Grenzen, Risiken und Konsequenzen der Inanspruchnahme pränataldiagnostischer Verfahren aufgeklärt?

Nicht-invasive PND

Nicht-invasive vorgeburtliche Untersuchungsverfahren werden, dies wurde bereits in der Einleitung erwähnt, gegenwärtig allen schwangeren Frauen, unabhängig von ihrem Alter und ihrer medizinischen Vorgeschichte angeboten – mehr noch: Es wird der Eindruck vermittelt, als ob die NF bzw. der CT bereits fester, ja vorgeschriebener Bestandteil der allgemeinen Schwangerenvorsorge wäre. Die Frauen werden einfach so wie
– Frau Silla zur NF in die Klinik »geschickt«, oder
– die NF steht wie bei Frau Westmüller schlicht am gynäkologischen Programm beim nächsten Mal »Babyfernsehen«.

In den Berichten der Frauen wie der Männer ist kein Hinweis darauf zu finden, dass über Möglichkeiten, Grenzen und Konsequenzen der NF bzw. des CT aufgeklärt wurde – mit einer Ausnahme:
- Als der Gynäkologe Frau Westmüllers auch bei der zweiten NF nicht bloß eine weiterhin angewachsene Nackenfalte, sondern auch ein Ödem rund um den Oberkörper des Kindes feststellte, überwies er Frau Westmüller in ein PND-Zentrum. Dort wurde die NF wiederholt und Frau Westmüller über die Down-Syndrom-Wahrscheinlichkeit in ihrem Alter aufgeklärt.

Explizite Hinweise über eine mangelhafte bzw. fehlende Aufklärung sind in manchen Berichten von Männern zu finden:
- Herr Silla, der wie seine Frau über PND nichts wusste, schreibt: »Leider war der Gynäkologe meiner Frau nicht im Stande, uns ausreichend zu informieren und vorzubereiten, sodass sich die Ungewissheit als sehr beängstigende Last auswirkte.«
- Bei Herrn Gruber zu lesen: »Über etwaige Konsequenzen und den tieferen Sinn des PND-Screenings wusste ich nichts und wurde auch von keiner Seite darüber aufgeklärt.«

Nicht-invasive Verfahren wie die NF, der CT sowie das Organscreening gelten aus medizinischer Sicht als Routineuntersuchungen, die selbstverständlich durchzuführen sind. Eine Aufklärung über Möglichkeiten, Grenzen und Konsequenzen erscheint auf Grund ihrer Risikolosigkeit für Mutter und Kind offenbar als nicht notwendig. Frau Rawatter fordert daher explizit eine »viel bessere Aufklärung was z.B. die Diagnose ›auffällige Nackenfalte‹ bedeutet«. Sie denkt unter anderem an ein Informationsblatt, das auch die möglichen Konsequenzen im Falle eines auffälligen Ergebnisses ansprechen sollte. Diese Konsequenzen, nämlich im Falle einer diagnostisch bestätigten Auffälligkeit letztendlich über Leben und Tod des eigenen Kindes entscheiden zu müssen, waren Frau Reindl nicht klar: Sie wollte, so schreibt sie verzweifelt, »doch nur eine Vorsorgeuntersuchung machen«. Bei der NF bzw. dem CT handelt es sich jedoch nicht um eine harmlose Vorsorgeuntersuchung, sondern um die gezielte Suche nach Auffälligkeiten beim Kind – die manchmal erfolgreich ist. Frau Reindl wurde während des Ankleidens von ihrem Gynäkologen »so nebenbei« gefragt, ob sie vom CT schon gehört habe, und »dass diese Untersuchung für Frauen ab dem 35. Lebensjahr vorgeschrieben wäre«. Wenn der Gynäkologe das wirklich gesagt haben soll, dann wäre das eine krasse, nahezu fahrlässige Fehlinformation, da der CT – so wie alle anderen pränataldiagnostischen Verfahren – als Angebot für schwangere Frauen zu verstehen ist und keinesfalls »vorgeschrieben«, ja nicht einmal im österreichischen Mutter-Kind-Pass empfohlen wird. Möglicherweise hat Frau Reindls Gynäkologe das Wort »empfohlen« verwendet, als Botschaft kam jedenfalls bei Frau Reindl »vorgeschrieben« an. Augenzwinkernd gab er Frau Reindl zu verstehen, dass sie und ihr Partner die Übernahme der Kosten finanziell schon schaffen würden – so, als ob die Kostenfrage die einzig zu klärende wäre.

Invasive PND

Invasive pränataldiagnostische Verfahren gelten nicht als Routinemaßnahmen, weshalb – nicht zuletzt aufgrund des erhöhten Fehlgeburtsrisikos – davon auszugehen ist, dass die betroffenen Eltern ausreichend über Möglichkeiten, Grenzen, Risiken und Konsequenzen aufgeklärt werden. Dies ist jedoch nicht bei allen Frauen/Paaren der Fall, was auch in den Erfahrungsberichten zum Ausdruck kommt: Von den 10 Frauen bzw. 5 Paaren, die invasive PND durchführen ließen, fühlten sich dezidiert zwei Frauen und zwei Paare medizinisch gut aufgeklärt und informiert.
- Frau Rawatter wurde nach einem auffälligen CT-Ergebnis für den nächsten Tag ein Termin für die Durchführung der CVS vereinbart und ein Informationsblatt mit nach Hause gegeben. Kurz vor der Durchführung der CVS fand in einem kleinen Besprechungszimmer ein Gespräch statt, in dem die behandelnde Ärztin Frau Rawatter nochmals über alles aufklärte. Dieses Gespräch unmittelbar vor dem Eingriff fand Frau Rawatter »sehr positiv«, weil »noch Fragen geklärt werden konnten«.

- Bei Frau Mayer ist nachzulesen, dass sie sich rein medizinisch gut aufgeklärt fühlte.
- Frau Jelineks Frauenärztin erklärte ihr und ihrem Mann ausführlich, welche Risiken mit der AC verbunden seien, und kurz vor dem Eingriff im Krankenhaus, so berichtet Herr Jelinek, wurde das Elternpaar nochmals über die Risiken aufgeklärt.
- Herr Westmüller hielt fest, dass ihm und seiner Frau alle Fragen »sofort kompetent und verständlich beantwortet« wurden.

Frau Herb, die eine AC durchführen ließ, wurde erklärt, dass mit dieser Untersuchung »Missbildungen und Behinderungen festzustellen seien«; ob Frau Herb über Risiken und mögliche Konsequenzen informiert wurde, ist dem Bericht nicht zu entnehmen. In manchen Berichten sind jedoch Hinweise zu finden, die eine nicht ausreichende bzw. fehlende Aufklärung vermuten lassen:
- Frau Tatzgern, die ebenfalls die AC in Anspruch nahm, wurde von ihrem Gynäkologen über den Vorgang selbst informiert, allerdings nicht über die möglichen Folgen: Der Umstand, dass sie im Zuge der Aufnahme im Krankenhaus, in dem die AC durchgeführt wurde, ein Formular auszufüllen hatte, beunruhigte sie sehr, da sie nun nicht wusste, ob sie stationär aufgenommen wurde oder nicht. Zudem wurde Frau Tatzgern erst zu diesem Zeitpunkt klar, »dass anscheinend doch öfter Schwierigkeiten auftreten, sonst könnte man sich diese Vorgangsweise ja sparen«. Daraus könnte man schließen, dass Frau Tatzgern von ihrem Gynäkologen nicht über die mit der Durchführung einer AC verknüpften Risiken aufgeklärt wurde.
- Frau Carpazio wurde zwar aufgrund ihres Alters von ihrem Gynäkologen auf die AC hingewiesen, aber offenbar nicht

ausreichend über die Möglichkeiten und Grenzen dieser Untersuchung aufgeklärt: Zu viele Fragen blieben für Frau Carpazio offen, was sie mit dazu veranlasste, von der Inanspruchnahme der AC Abstand zu nehmen.
- Frau Jordan-Rudolf fiel erst in zeitlicher und emotionaler Distanz auf, dass die »sachliche Aufklärung sehr schlecht« war. Sie wurde von den Ärzten nicht darüber aufgeklärt, so ist bei ihr zu lesen, »welche Behinderungen eigentlich festgestellt werden können und welche Gefahren bei dem Eingriff [AC] für das Kind bestehen.«
- Bei Frau Reindl kann man den Eindruck gewinnen, dass sie über die CVS wenig bis gar nicht aufgeklärt wurde: Frau Reindl wollte in der 13. SSW im Krankenhaus eigentlich bloß den CT durchführen lassen. Die US-Untersuchung ergab den dringenden Verdacht auf Trisomie 18, was eine diagnostische Abklärung durch invasive PND erforderlich machte. Unter Schock stehend und von den Ärzten unter großen Zeitdruck gebracht (man solle in der 13. SSW keine Zeit verlieren), willigte sie wie in Trance ein und ließ alles weitere weinend geschehen. Von Aufklärung ist hier nicht die Rede, man erhält, wie bereits gesagt, vielmehr den Eindruck, dass bei Frau Reindl sofort und auf der Stelle der Eingriff erfolgte.

Mit mangelhafter Aufklärung ging es bei Frau Reindl auch weiter: Der Verdacht auf Trisomie 18 wurde bestätigt. Erst nachdem die Entscheidung für den Abbruch getroffen war (von den Ärzten) und Frau Reindl sich aus diesem Grund bereits in der Klinik befand, wurde sie über die »weitere Vorgehensweise langsam aufgeklärt«. Man erklärte ihr, dass sie wehenfördernde Mittel verabreicht bekommen würde. Frau Reindl dachte zunächst, »das wäre erforderlich, um die Kürettage zu erleichtern, bis die Schwester zu mir sagte, wenn es auf der Toilette passiert, dann dürfte ich ›es‹ nicht hinunterspülen.

Ich war geschockt und erst schön langsam begriff ich, dass ich mein Kind richtig zur Welt bringen musste.«

Frau und Herr Westmüller hingegen hatten vor dem Schwangerschaftsabbruch ein medizinisches Aufklärungsgespräch. Frau Westmüller schreibt: »Alle medizinischen Risiken wurden erörtert, ich wurde über den Ablauf der Einleitung, über Schmerzmittel und über die verschiedenen Arten der Narkose informiert.«

Es lässt sich somit festhalten: In Bezug auf die nicht-invasive PND scheint es einen eklatanten Aufklärungsnotstand zu geben. Je selbstverständlicher die nicht-invasive PND zur medizinischen Schwangerenvorsorge gezählt wird, umso weniger Bewusstsein herrscht bei schwangeren Frauen darüber, dass hier überhaupt etwas zu entscheiden ist und dass sie es sind, die letztlich zu entscheiden haben. Begeben sich Frauen in die medizinische Schwangerenbetreuung, »lassen sie machen«, sofern sie den Eindruck vermittelt bekommen, es handele sich um reine Routinemaßnahmen. Sie lassen sich schicken und einteilen. Wenig Bewusstsein herrscht auch darüber, dass die Inanspruchnahme von nicht-invasiver PND sehr schnell zum Entscheidungskonflikt führen kann, die (erwünschte) Schwangerschaft auf Grund eines positiven Befundes abbrechen zu lassen oder fortzusetzen. Darüber und über die seelischen Belastungen, die mit der Inanspruchnahme nicht-invasiver PND verbunden sein können, werden werdende Eltern seitens ihrer GynäkologInnen nicht aufgeklärt. Bemerkenswert ist, dass sich viele jener Frauen und Männer, die dem Mangel an Informiertheit selbstinitiativ entgegenwirken wollen, des Mediums Internet bedienen. Es passt zu unserer Zeit, dass Menschen im Bemühen um (Auf-)Klärung höchst bedeutsamer Fragen Stunden vor einem elektronischen Rechner samt Monitor sitzen (müssen), weil sie nicht um die Möglichkeit eines persönlichen Beratungsgespräches beispielsweise in Familien- oder Schwangerenberatungsstellen (Anhang 3) wissen.

Von einem Aufklärungsnotstand lässt sich in Hinblick auf die invasive PND nicht sprechen. Es wird aufgeklärt, weil aufgeklärt werden muss: Nach österreichischer Rechtslage haben PatientInnen das Recht auf Aufklärung und umfassende Information über Behandlungsmöglichkeiten und Risiken (z.B. Wiener Krankenanstaltengesetz §17a Abs.1, lit.e). Die medizinische Aufklärungspflicht umfasst Art und Schwere sowie mögliche Gefahren und Folgen (Risiken) einer Heilbehandlung. Sie ist unabdingbare Voraussetzung für die rechtswirksame Einwilligung/Zustimmung von PatientInnen zu einer Heilbehandlung. Führt ein Arzt oder eine Ärztin eine Heilbehandlung, zu der selbstredend operative Eingriffe zu zählen sind, ohne Einwilligung durch, macht er bzw. sie sich strafbar (§ 110 ÖStGB). Eine fehlende Aufklärung vor operativen Eingriffen ist mithin schlicht rechtswidrig. Den vorliegenden Erfahrungsberichten ist zu entnehmen, dass sich einige Frauen und Männer medizinisch gut, einige Frauen jedoch schlecht bzw. mangelhaft aufgeklärt fühlten. In jenen Fällen scheint zwar über den Vorgang der AC bzw. CVS informiert worden zu sein, nicht jedoch über mögliche Komplikationen und Risiken. Einen Extrem- und Einzelfall stellt Frau Reindl dar, bei deren Bericht man den Eindruck gewinnen kann, dass sie vor der Durchführung der CVS nicht (ausreichend) aufgeklärt wurde. Mit zu bedenken ist jedoch, dass sich Frau Reindl in einer psychischen Ausnahmesituation befand und eine eventuell stattgefundene Aufklärung möglicherweise nicht wahrgenommen hat. Dies streicht die Wichtigkeit hervor, sich als Ärztin bzw. Arzt während des Aufklärungsgespräches davon zu überzeugen, ob übermittelte Informationen bei ihrem Gegenüber auch tatsächlich angekommen sind. Festzuhalten bleibt aber jedenfalls, dass Frau Reindls Entscheidung für den Abbruch der Schwangerschaft auf massiver Uninformiertheit beruhte: Sie wurde erst von einer Schwester knapp vor der Einleitung der Geburt darüber aufgeklärt, dass es sich bei dem bevorstehenden Abbruch nicht um eine Kürettage handelt.

Als unverzichtbar ist ein Aufklärungsgespräch vor der Inanspruchnahme von PND anzusehen, und zwar nicht bloß vor der Inanspruchnahme invasiver, sondern auch und gerade vor nicht-invasiver PND. Es gilt zu informieren über den Angebotscharakter von PND; über Möglichkeiten und Grenzen der einzelnen Verfahren (was kann bzw. kann nicht festgestellt werden, Unterschied zwischen unauffälligen bzw. auffälligen Ergebnissen und negativen bzw. positiven Befunden etc.); über Risiken und (Entscheidungs-)Konsequenzen der zur Disposition stehenden Verfahren. Merkblätter und Aufklärungsbroschüren können der zusätzlichen Information dienen, ersetzen aber keinesfalls ein persönliches Gespräch. Nicht zuletzt sollten werdende Eltern darüber informiert werden, mit welchen seelischen Belastungen die Inanspruchnahme von PND – auch nicht-invasiver PND – einhergehen kann. Klären GynäkologInnen ihre Patientinnen nicht umfassend auf, besteht die Gefahr, dass die Frauen mangelhaft informiert PND in Anspruch nehmen und dann im Falle festgestellter Auffälligkeiten vollkommen unvorbereitet in massive Konfliktsituationen geraten.

Als ebenso unverzichtbar ist ein persönliches Aufklärungsgespräch nach dem Vorliegen der Untersuchungsergebnisse – vor allem im Falle einer festgestellten Auffälligkeit sowie eines positiven Befundes – anzusehen.

In Bezug auf die seelischen Belastungen, die mit der Inanspruchnahme von PND einhergehen, und die Konfliktsituationen, die sich aus der Inanspruchnahme ergeben können, ist die anwendungsbezogene medizinische Aufklärung durch GynäkologInnen zu ergänzen durch Beratungsgespräche, die über die reine Informations- und Wissensvermittlung hinausgehen. Psychosoziale Beratung, die sich als Ergänzung zur medizinischen und humangenetischen Beratung versteht, hilft beim Finden einer Entscheidung durch Stärkung der Entscheidungskompetenz sowie beim (Er-)Tragen und Bewältigen einer getroffenen Entscheidung mit all ihren Konsequenzen (Lammert & Dewald 2002, 22). Es gilt, werdenden Eltern dabei zu helfen, Klarheit darüber zu gewinnen, was die Inanspruchnahme von PND und das damit verbundene Wissen über Gesundheit, Krankheit oder Behinderung ihres Kindes für sie bedeutet – und zwar in Hinblick auf ihre gegenwärtige Lebenssituation, das Schwangerschaftserleben, die Eltern-Kind-Beziehung und die zukünftige Lebens- und Familienplanung (Strachota 2006).

5. Abschließende Bemerkungen zur gesellschaftlichen Dimension von pränataler Diagnostik

PND ist eine medizinisch-technische Errungenschaft, die existenzielle Grundfragen über Gesundheit und Krankheit, Nicht-Behinderung und Behinderung, Lebenswert und Lebensunwert, Leben und Tod etc. aufwirft – bei werdenden Eltern wie bei Beraterinnen und medizinischem Personal. Vor diesem Hintergrund haben werdende Eltern individuelle Entscheidungen zu treffen, die jedoch immer Teil eines gesellschaftlichen Systems sind (Strachota 2004a) – und dieses System favorisiert bestimmte Handlungsoptionen: zwecks Risikominimierung die Inanspruchnahme nicht-invasiver PND, bei Auffälligkeiten zwecks diagnostischer Abklärung die Durchführung invasiver PND und bei einem pathologischen Befund den Schwangerschaftsabbruch. Die individuelle Einstellung zu Behinderung ist – zumal viele werdende Eltern auf keine persönlichen Erfahrungen mit Menschen mit Behinderungen zurückgreifen können – nur zu schnell geprägt von der gesellschaftlichen Bewertung dieses Phänomens, die eine negative ist. Behinderung soll nicht sein, da ein Leben mit Behinderung als nicht lebenswert gilt. Auf Grund der vorgeburtlichen Möglichkeit der Diagnostizierung mancher Formen von Behinderung gilt dieses Phänomen nicht bloß als gesellschaftlich unerwünscht, sondern schlicht als vermeidbar.

Die individuelle Entscheidung ist im Grunde gesellschaftlich vorentschieden: Zu wollen, was man soll, hat nichts mit Selbstbestimmung zu tun. Die gesellschaftlich vorentschiedene Entscheidung wird aber als individuelle, autonome Entscheidung »verkauft«; als individuelle Entscheidung, die daher auch individuell zu verantworten ist. Keine gesellschaftliche Verantwortung – keine gesellschaftliche Solidarität; keine gesellschaftliche Solidarität – keine Entscheidung für ein Leben mit einem Kind mit Behinderung.

Jede individuelle Einzelentscheidung ist zu respektieren, ist versteh-, und nachvollziehbar. Doch es geht nicht bloß um *eine* Einzelentscheidung, es sind viele, sehr viele Einzelentscheidungen – das hat System, und dieses System wirkt. Es wirkt letztlich selektiv. Behinderung bzw. die Geburt von Menschen mit Behinderung soll vermieden werden, weil ein Leben mit Behinderung als nicht lebenswert, d.h. lebensunwert erscheint (Strachota 2003a, 2004b). Sich in einem System, dessen Intention im Grunde so klar und deutlich zu Tage tritt, entgegen der sozialen Erwartungen zu entscheiden, erfordert viel Mut und Kraft. Selbst jene Frauen, die sich vor bzw. zu Beginn ihrer Schwangerschaft gegen die Inanspruchnahme von invasiver PND entscheiden, geraten mitunter in einen Sog, dem sie sich ohne professionelle Hilfe nicht entziehen können. Die »gesellschaftliche Angst vor Behinderung« stellt den Nährboden für das individuelle kollektive Mitmachen dar. Die Inanspruchnahme von PND ist zur Normalität geworden.

Es gilt daher, diesen Zusammenhang von gesellschaftlichen Erwartungen, Werten und Normen und als individuell erlebten Problemen in aller Klarheit zu sehen, ihn immer wieder neu zu reflektieren und zu problematisieren. Es gilt, nicht aus dem Blick zur verlieren, dass die pränataldiagnostische Praxis, die in Einzelfällen (lebenserhaltende) Behandlungsmaßnahmen ermöglicht, im Gros der »Fälle« jedoch die Geburt von Menschen mit Behinderung zu verhindern hilft, zu einem Wertewandel führt bzw. bereits geführt hat: Behinderung gilt als vermeidbar. Wer mehr oder weniger wissentlich Kinder mit Behinderung zur Welt bringt, ist selbst schuld. Die gesellschaftliche Verantwortung wird zu einer individuellen, wobei mit dem wachsenden Angebot der pränataldiagnostischen Möglichkeiten der Begriff der Verantwortung neu gefüllt wird – er wird »unmerklich dem technisch Machbaren angepaßt. Wer nicht mitmacht, erscheint in dieser Logik als verantwortungslos, sprich: suspekt, wenn nicht gar schuldig« (Beck-Gernsheim 1995, 127). Der elterliche Wunsch nach einem »gesunden« Kind kann schnell zur Pflicht werden – zur Pflicht, dem Kind die besten Startbedingungen ins Leben zu bieten, und zwar bereits vorgeburtlich (Strachota 2003b). Schließlich geht es um das Wohl des Kindes. Mehr oder weniger unhinterfragt wird dabei angenommen, dass ein Leben mit Behinderung ein durchweg leidvolles, lebensunwertes Leben ist. Dieser Grundannahme folgend und der Prämisse »zum Wohle des Kindes« verpflichtet, werden alle Möglichkeiten der PND angeboten, in Anspruch genommen und die Geburt von Menschen mit Behinderung verhindert. Schöne neue Welt ...

Zitierte Literatur

Beck-Gernsheim, E. (1995). Genetische Beratung im Spannungsfeld zwischen Klientenwünschen und gesellschaftlichem Erwartungsdruck. In: Beck-Gernsheim, E. (Hrsg.): *Welche Gesundheit wollen wir?* Frankfurt a.M.: Suhrkamp, 111- 138

Beutel, M.E. (2002). *Der frühe Verlust eines Kindes. Bewältigung und Hilfe bei Fehl-, Totgeburt und Plötzlichem Kindstod.* 2. überarbeitete und erweiterte Auflage. Göttingen u.a.: Hogrefe-Verlag

Datler, W. & Strachota, A. (2006). Wenn der Wunsch nach Klarheit in die Krise führt. Bemerkungen über Nähe und Distanz in der beratenden Begleitung von Eltern, die sich mit pränataler Diagnostik konfrontiert sehen. In: Dörr, M. & Müller, B. (Hrsg.): *Nähe und Distanz. Strukturen der Professionalität in sozialen und pädagogischen Arbeitsfeldern.* Weinheim, (im Druck)

Lammert, Ch. & Dewald, A. (2002). Problemstellung. In: Lammert, Ch. et al. (Hrsg): *Psychosoziale Beratung in der Pränataldiagnostik.* Göttingen u.a.: Hogrefe-Verlag, 15-34

Lammert, Ch. & Neumann, A. (2002). Beratungskriterien. In: Lammmert, Ch. et al. (Hrsg): *Psychosoziale Beratung in der Pränataldiagnostik.* Göttingen u.a.: Hogrefe-Verlag, 45-96

Ringler, M. (1989). Das subjektive Erleben der Frau bei der Diagnose einer Schwangerschaftskomplikation. In: *Der Praktische Arzt* 43, 880-894

Sonneck, G., (2000). *Krisenintervention und Suizidverhütung.* Wien: Facultas Universitätsverlag

Strachota, A. (2003a). *Menschen mit Behinderungen und ihr Recht auf Leben. In: teaching human rights. Informationen zur Menschenrechtsbildung: Behindert oder Diskriminiert? Menschen mit Behinderungen,* 16, 8-10

Strachota, A. (2003b). Der GENiale Mensch. Von der Utopie zur Realität im Zeitalter der Gentechnologie. In: Bauer, W. u.a. (Hrsg.): *Jahrbuch für Bildungs- und Erziehungsphilosophie, Band 5: Der Mensch des*

Menschen. Zur biotechnischen Formierung des Humanen. Baltmannsweiler: Schneider Verlag Hohengehren, 99-124

Strachota, A. (2004a). Die Absenz der Heilpädagogik im Feld der Pränatalen Diagnostik: Kritische Anmerkungen unter besonderer Bezugnahme auf die Subjektperspektive von schwangeren Frauen. In: *Behinderte in Familie, Schule und Gesellschaft*, 27(2), 54-64. Online abrufbar unter: http://www.muetter.besondere-kinder.de/

Strachota, A. (2004b). »Es ist normal, anders zu sein!« – »Hauptsache: gesund!« Behinderung im Spannungsfeld von Normalität und Abnormität. In: *heilpädagogik*. Fachzeitschrift der Heilpädagogischen Gesellschaft Österreich, 47(2), 14-25

Strachota, A. (2006). Die Qual der Wahl. Pränataldiagnostik und psychosoziale Beratung. In: Schnoor, H. (Hrsg.): *Psychosoziale Beratung in der Sozial- und Rehabilitationspädagogik*. Stuttgart: Kohlhammer Verlag (im Druck)

Verzeichnis der verwendeten Abkürzungen

AC: Amniozentese; Fruchtwasserpunktion (siehe Seite 21)

CT: Combined-Test (siehe Seite 16)

CVS: Chorion Villous Sampling; Chorionzottenbiopsie (siehe Seite 19)

FISH-Test: Fluoreszens-in-situ-Hybridisierung (siehe Seite 22)

PDA: Periduralanästhesie (siehe Seite 72)

PND: Pränataldiagnostik

MTA: Medizinisch-technische Analytikerin

NF: Nackenfaltenmessung (siehe Seite 14)

US: Ultraschall (siehe Seite 13)

SSW: Schwangerschaftswoche

Anhang 1

Um Frauen und Männer zu finden, die bereit waren, ihre Erfahrungen mit pränataler Diagnostik aufzuschreiben, wurde ein Aushang u.a. in zwei österreichischen PND-Zentren, in zwei gynäkologischen Praxen sowie in zwei Familienberatungsstellen, die Beratung bei PND anbieten, mit folgendem Text angebracht. Der Aushang erschien zudem in der Mitgliederzeitschrift der Lebenshilfe Wien.

Ich suche Frauen/Paare, die bereit sind, im Rahmen eines Forschungsprojekts ihre Erfahrungen mit vorgeburtlicher Diagnostik (»auffälliger« Routine-Ultraschall, Ultraschall-Organscreening, Fruchtwasseruntersuchung u.ä.) – ev. auch anonym oder unter einem Pseudonym – zu beschreiben.

Ich arbeite am Institut für Bildungswissenschaft der Universität Wien, leite derzeit die Forschungseinheit »Heilpädagogik und Integrative Pädagogik« und befasse mich mit vorgeburtlicher Diagnostik. Mich beschäftigt dabei vor allem die Frage, wie eine umfassende Unterstützung, Begleitung und Beratung gestaltet werden soll.

Um betroffene Frauen/Paare in diesem seelisch belastenden Prozess stärkend begleiten und unterstützen zu können, ist es wichtig zu wissen, was Frauen und ihre Partner erleben und wie sie dies verarbeiten:
- von jenem ersten Augenblick an, in dem bemerkt wird, dass irgendetwas nicht stimmt
- über die Eröffnung des Befundes,
- einer eventuell notwendigen Entscheidung über Fortsetzung

oder Abbruch der Schwangerschaft
- bis hin zu den Nachwirkungen einer solchen Entscheidung.

Da es bislang wenig solcher Erfahrungsberichte gibt, bitte ich betroffene Frauen/Paare, sich mit mir in Verbindung zu setzen: Dr. Andrea Strachota, E-Mail: andrea.strachota@univie.ac.at

Falls Sie selbst keine Erfahrung mit pränataler Diagnostik haben, aber betroffene Frauen/Paare kennen, wäre ich über die Weiterleitung dieses Briefes dankbar.

Dr. Andrea Strachota

Anhang 2

Jene Frauen und Männer, die bereit waren, ihre Erfahrungen mit pränataler Diagnostik aufzuschreiben, erhielten folgenden Brief:

Liebe Frau XXX, lieber Herr XXX,

Sie haben sich gemeinsam mit (bislang) weiteren dreizehn Frauen und deren Partnern bereit erklärt, über Ihre Erfahrungen mit pränataler Diagnostik (PND) zu berichten. Dafür danke ich Ihnen herzlich.

Wie Sie aus unserem Erstkontakt bereits wissen, arbeite ich am Institut für Bildungswissenschaft der Universität Wien, leite derzeit die Forschungseinheit »Heilpädagogik und Integrative Pädagogik« und befasse mich mit vorgeburtlicher Diagnostik (Routine-Ultraschall, Triple-Test, Combined-Test, Fruchtwasseruntersuchung, Chorionzottenbiopsie etc.). Mich beschäftigt dabei vor allem die Frage, wie eine umfassende professionelle Unterstützung, Begleitung und Beratung gestaltet werden soll, sodass den Bedürfnissen von Frauen/Paaren, die PND in Anspruch nehmen, bestmöglich Rechnung getragen werden kann. Unabdingbare Voraussetzung für eine umfassende Unterstützung, Begleitung und Beratung im Umfeld von PND ist allerdings die Kenntnis darüber, wie betroffene Frauen und Männer PND erleben.

Schriftliche Erfahrungsberichte von Frauen, die im Laufe ihrer Schwangerschaft pränataldiagnostische Untersuchungsverfahren in Anspruch genommen haben, gibt es wenige. Erfahrungsberichte betroffener Männer gibt es meines Wissens überhaupt nicht. Ich bitte Sie daher, Ihre Erfahrungen mit PND aufzuschreiben und damit einen Einblick in Ihre »innere Welt« zu gewähren.

Ich bitte Sie, keinen gemeinsamen Erfahrungsbericht als Paar zu schreiben, sondern unabhängig voneinander das zu beschreiben, was Sie als schwangere Frau, als werdende Mutter und Partnerin bzw. als werdender Vater und Partner erlebt haben.

Es gibt keine Vorgaben in Bezug auf den Umfang sowie den »literarischen Stil« Ihres Erfahrungsberichtes.

Auch inhaltlich möchte ich so wenig wie möglich vorgeben. Erzählen Sie Ihre Geschichte von jenem Moment an, an dem sie für Sie begann. Erzählen Sie, was Sie erlebt haben (welche vorgeburtliche Untersuchung/en in welcher Schwangerschaftswoche wo von wem wie warum und mit welchem Ergebnis durchgeführt) und welche Gedanken und Gefühle Sie dabei begleitet haben. Es soll nachvollziehbar werden, was die PND bei Ihnen ausgelöst hat, wie Sie damit umgegangen sind und von wem Sie wie Unterstützung erfahren oder vermisst haben. Es geht darum, Menschen, die (noch) keine persönlichen Erfahrungen mit PND gemacht haben, deutlich werden zu lassen, in welcher Weise vorgeburtliche Untersuchungen Entscheidungsnotwendigkeiten eröffnen und damit psychisch entlastende (»Beruhigung«) oder/und belastende (»Verunsicherung«) Situationen schaffen.

Wichtig erscheinen mir in jedem Fall folgende Angaben bei Ihrem Erfahrungsbericht als Frau:

- Ihr Alter bei Beginn der Schwangerschaft;
- wievielte Schwangerschaft;
- (un-)geplante/(un-)erwünschte Schwangerschaft;
- Angabe des Zeitpunktes (Jahr) der Durchführung von PND;
- Ihr Vorwissen über PND;
- Anlass/Motivation für die Inanspruchnahme der (ersten) vorgeburtlichen Untersuchung;
- Ausbildung/Beruf;
- eventuell auch: Ihr Vorwissen über Behinderung bzw. Erfahrungen mit Menschen mit Behinderung;

bei Ihrem Erfahrungsbericht als Mann:
- Ihr Alter bei Beginn der Schwangerschaft;
- Ihr Vorwissen über PND;
- Anlass/Motivation für die Inanspruchnahme der (ersten) vorgeburtlichen Untersuchung;
- Ausbildung/Beruf;
- eventuell auch: Ihr Vorwissen über Behinderung bzw. Erfahrungen mit Menschen mit Behinderung.

Dieser Einblick in Ihre »innere Welt« stellt einen wichtigen Beitrag für die Entwicklung eines angemessenen Beratungskonzeptes dar. Es erschiene mir darüber hinausgehend sinnvoll, Ihre Erfahrungsberichte Menschen zugänglich zu machen, die entweder selbst bereits Erfahrungen mit PND gemacht haben (bzw. daran denken, PND in Anspruch zu nehmen), oder als professionell Tätige mit PND zu tun haben (FrauenärztInnen, genetische, psychologische und psychosoziale BeraterInnen, Hebammen u.ä.). Zu diesem Zwecke beabsichtige ich die Herausgabe eines Buches, das Ihre Erfahrungsberichte veröffentlichen soll – selbstverständlich nur unter der Voraussetzung Ihres Einverständnisses und mit der Möglichkeit einer anonymen Veröffentlichung.

Ihre Geschichten werden höchst unterschiedlich sein und zugleich möglicherweise viele Gemeinsamkeiten aufweisen. Je tiefer und »ungefilterter« Sie Einblick in Ihre »innere Welt« gewähren, umso erkenntnisreicher werden die Erfahrungsberichte sein.

Ich bin mir dessen bewusst, dass das Beschreiben Ihrer Erfahrungen mit PND nicht bloß mit einem gewissen Zeitaufwand verbunden ist, sondern auch ein Offenlegen Ihres persönlichen Erlebens darstellt. Dies weiß ich sehr zu schätzen und möchte mich dafür im Voraus herzlichst bei Ihnen bedanken!

Für Fragen stehe ich gerne zur Verfügung!

Mit freundlichen Grüßen

Anhang 3

Adressen von Beratungsstellen

Österreich

Psychosoziale Beratungsstellen
Folgende Beratungsstellen bieten unter anderem Beratung vor, während und nach pränataler Diagnostik an:

Burgenland

»Der Lichtblick«
Obere Hauptstraße 27/1/12
7100 Neusiedl/See
Tel. 02167/3338
E-Mail: der-lichtblick@aon.at

Kärnten

»Vitamin R«
Zentrum für Gesundheitsförderung
Hauptstraße 58
9545 Radenthein
Tel. 04246/4920
E-Mail: office.vitamin-r@aon.at

Familienberatungsstelle Hermangor
der Kärntner Landesregierung
Hauptstraße 44
9620 Hermangor
Tel. 04282/2401-63500

Niederösterreich

Familienzentrum der Caritas
Wassergasse 16
2500 Baden
Tel. 02252/25 93 22-50
E-Mail: Familienzentrum-noe-sued@caritas-wien.at

Oberösterreich

Zoe Schwangerenberatung
Bürgerstraße 1
4020 Linz
Tel. 0732/778300
http://www.zoe.at/
E-Mail: office@zoe.at

BEZIEHUNGLeben
Kapuzinerstraße 84
4020 Linz
Tel. 0732/773676
http://www.beziehungleben.at
E-Mail: beziehungleben@dioezese-linz.at

Eltern Kind Zentrum Klein & GROSS
Salzburgerstraße 57
4600 Wels
Tel. 07242/55091
http://members.aon.at/eltern-kind-zentrum.wels
E-Mail: ekiz.wels@aon.at

Salzburg

Familienberatungsstelle der Aktion Leben
Hellbrunner Straße 13
5020 Salzburg
Tel. 0662/627984
www.kirchen.net/aktionleben
E-Mail: aktionlebensbg@utanet.at

Steiermark

Frauengesundheitszentrum Graz
Joanneumring 3
8010 Graz
Tel. 0316/83 79 98-27
http://www.fgz.co.at
E-Mail: frauen.gesundheit@fgz.at

Caritas der Diözese Graz-Seckau
Beratungszentrum für Schwangere
Leonhardstraße 114
8010 Graz
Tel. 0316/8015-400
http://schwangerenberatung.caritas-graz.at
E-Mail: schwangerenberatung@caritas-graz.at

Tirol

Caritas Beratungszentrum
Heiliggeiststraße 16
6020 Innsbruck
Tel. 0512/72 70 – 14
http://www.caritas-innsbruck.at/einrichtungen.cfm
E-Mail: beratungszentrum.caritas@dioezese-innsbruck.at

Vorarlberg

Ehe- und Familienzentrum der Diözese Feldkirch
Beratungsstelle
Herrengasse 4
Tel. 05522/82072

Wien

Nanaya – Zentrum für Schwangerschaft, Geburt
und Leben mit Kindern
Zollergasse 37
1070 Wien
Tel. 01/523 17 11
http://www.nanaya.at
E-Mail: nanaya@utanet.at

Hebammenzentrum – Verein freier Hebammen
Lazarettgasse 6/2/1
1090 Wien
Tel. 01/408 80 22
http://www.hebammenzentrum.at
E-Mail: freie-hebammen@hebammenzentrum.at

Aktion Leben Österreich
Dorotheergasse 6-8
1010 Wien
Tel. 01/512 52 21
http://www.aktionleben.at
E-Mail: info@aktionleben.at

FEM in der Semmelweis-Frauenklinik
Bastiengasse 36-38
1180 Wien
Tel. 01/476 15-5771
http://www.fem.at
E-Mail: fem@aon.at

Homepages zu folgenden Themen

Kinder mit Behinderung, Krankheit:
http://www.dielebenshilfe.at
http://www.handicapkids.at
http://members.aon.at/mkohlba1
http://www.down-syndrom.at (Down Syndrom)
http://www.sbho.at (Spina bifida & Hydrocephalus)
http://www.oetsi.at/inh-fr.htm (Ullrich-Turner-Syndrom)
http://www.klinefelter.at.tf (Klinefelter-Syndrom)
http://www.gruppe-kinderherz.at (herzkranke Kinder)

Verstorbene Babys:
http://www.glueckloseschwangerschaft.at
http://members.tiscali.at/nureinhauchvonleben

Diskussionsforen:
http://elternforum.hebammen.at (»Vor der Geburt«)
http://www.elternforum.at (»Schwangerschaft«)

Deutschland

Eine Zusammenstellung von Beratungsstellen vor, während und nach der Pränataldiagnostik findet sich auf folgender Homepage:
http://www.leona-ev.de/schwanger/beratungsstellen.htm

Homepages zu folgenden Themen

Pränataldiagnostik:
http://www.infopd.de
http://www.muetter.besondere-kinder.de

Kinder mit Behinderung, Krankheit:
http://www.kindernetzwerk.de
http://www.muetter.besondere-kinder.de
http://edsa-deutschland.de (Down-Syndrom)
http://www.leona-ev.de/info (Chromosomenveränderungen)
http://www.trisomie13.de (Trisomie 13)
http://www.turner-syndrom.de (Ullrich-Turner-Syndrom)
http://www.klinefelter.de (Klinefelter-Syndrom)
http://www.asbh.de (Spina bifida & Hydrocephalus)
http://www.muko.info (Cystische Fibrose/Mukoviszidose)

Verstorbene Babys:
http://www.initiative-regenbogen.de
http://www.leona-ev.de
http://www.veid.de

http://www.schmetterlingskinder.de
http://www.verwaiste-vaeter.de
http://www.leben-ohne-dich.de/lod.htm
http://de.geocities.com/fruehe_verluste

Schwangerschaftsabbruch:
http://www.nachabtreibung.de

Diskussionsforen:
http://www.babyzimmer.de
http://www.babyfrosch.de (PND-Forum)

Schweiz

Psychosoziale Beratungsstellen:

Verein Beratung und Information zu pränataler Diagnostik
Sonneggstraße 88
8006 Zürich
Tel. 01/ 252 45 95
http://www.praenatal-diagnostik.ch
E-Mail: beratung@smile.ch

appella Informations- und Beratungstelefon
Tel. 044 273 06 60
http://www.appella.ch

Homepages zu folgenden Themen

Pränataldiagnostik:
http://www.prenat.ch

Kinder mit Behinderung, Krankheit:
http://www.insieme.ch
http://www.edsa.ch (Down Syndrom)
http://www.sbh-ch.ch (Spina bifida & Hydrocephalus)
http://www.turner-syndrom.ch (Turner-Syndrom)
http://www.klinefelter.ch (Klinefelter-Sydnrom)

Verstorbene Babys:
http://www.verein-regenbogen.ch
http://www.fpk.ch
http://www.engelskinder.ch
http://www.elterntreffpunkt-girasol.ch

Diskussionsforum:
http://www.wireltern.ch (»Schwangerschaft und Geburt«)

Überregionale Homepages

Nicht lebensfähige Babys:
http://www.anencephalie-info.org

Verstorbene Babys:
http://sternenkinder.muschel.net

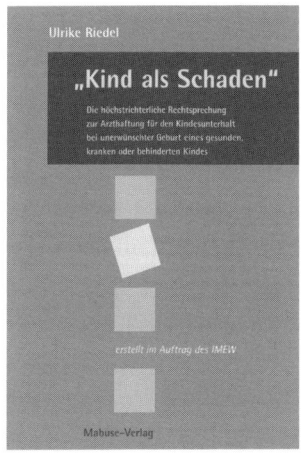

Ulrike Riedel
»Kind als Schaden«
Die höchstrichterliche Rechtsprechung zur Arzthaftung für den Kindesunterhalt bei unerwünschter Geburt eines gesunden, kranken oder behinderten Kindes

2003, 160 Seiten
ISBN 3-935964-13-7
14,90 €, 25,90 SFr

Die in der Öffentlichkeit als »Kind als Schaden« bekannte Rechtsprechung zur Arzthaftung hat großes Aufsehen erregt, weil die Befürchtung besteht, dass sie die Diskriminierung von Menschen mit Behinderung verstärkt. Die Autorin hat die Hintergründe der komplexen Materie präzise und verständlich dargestellt.

»Eine bemerkenswerte Schrift. Sie entwickelt eines der schwierigsten Haftungsprobleme der Gynäkologie auch für Nichtjuristen verständlich und stellt es in seinen theoretischen Grundlagen wie den praktischen Konsequenzen ebenso tiefdringend wie verständlich dar.« (Frauenarzt)

»Jede Hebamme, die auch nur am Rande mit Pränataldiagnostik zu tun hat, sollte dieses Buch lesen.« (Deutsche Hebammenzeitschrift)

Mabuse-Verlag
Postfach 900647 b • 60446 Frankfurt am Main
Tel.: 069 - 70 79 96-16 • Fax: 069 - 70 41 52
info@mabuse-verlag.de • www.mabuse-verlag.de

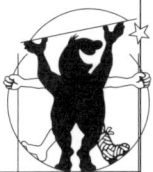

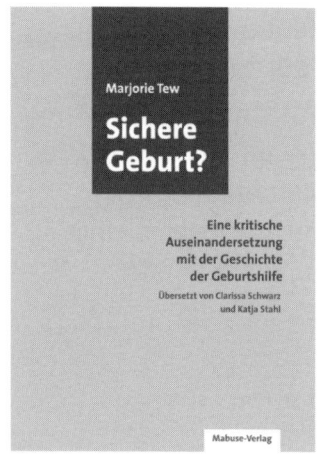

Marjorie Tew
Sichere Geburt?
Eine kritische Auseinandersetzung mit der Geschichte der Geburtshilfe
2006, 400 Seiten
ISBN 3-938304-06-5
39 €, 69 SFr

Die britische Statistikerin Marjorie Tew hat untersucht, ob die Geburt durch die moderne Geburtsmedizin tatsächlich sicherer geworden ist. Anhand statistischer Analysen von Zahlen aus Großbritannien weist sie detailliert nach: Es gibt keinen kausalen Zusammenhang zwischen den Tatsachen, dass erstens die Sterblichkeit von Müttern und Kindern bei Geburten heute so gering ist wie nie zuvor und dass zweitens fast alle Kinder heute in Kliniken mithilfe moderner Geburtsmedizin geboren werden. Vielmehr sind die Gründe dafür in der besseren Gesundheit der Frauen, unter anderem durch Wohnverhältnisse, Hygiene und Ernährung, zu suchen.

Dennoch wurde der Fehlschluss »Wenn Risikofälle von einer Krankenhausversorgung profitieren, ist diese für alle Geburten anzustreben« zur Basis weit reichender Entscheidungen für die breite gesundheitliche Versorgung. Tew deckt auf, dass diese gesundheitspolitischen Entscheidungen aufgrund einseitiger Gutachten zustande kamen und im Widerspruch zu damals schon vorhandenen wissenschaftlichen Ergebnissen standen.

Mabuse-Verlag
Postfach 900647 b • 60446 Frankfurt am Main
Tel.: 069 - 70 79 96-16 • Fax: 069 - 70 41 52
info@mabuse-verlag.de • www.mabuse-verlag.de

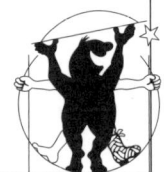

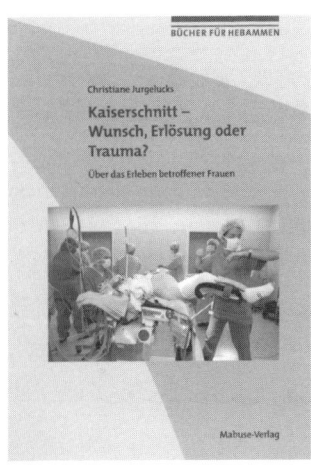

Christiane Jurgelucks
Kaiserschnitt – Wunsch, Erlösung oder Trauma?
Über das Erleben betroffener Frauen
2004, 176 Seiten
ISBN 3-935964-63-3
16,90 €, 30,10 SFr

Was empfindet eine Frau, die eine natürliche Geburt geplant hatte, wenn plötzlich ein Kaiserschnitt gemacht werden muss? Wie erlebt sie begleitende Hebammen und ÄrztInnen? Und welche Bedürfnisse hat sie?
Neben dem aktuellen Stand der Forschung zum Thema Kaiserschnitt-Erleben wird in diesem Buch – vor dem Hintergrund einer umfangreichen qualitativen Studie – das persönliche Erleben betroffener Frauen dargestellt.
Das Buch richtet sich an Hebammen und GeburtshelferInnen sowie an betroffene Frauen. Es schließt mit Handlungsempfehlungen für eine frauenfreundliche Geburtshilfe.

»Dies ist ein Buch, das alle in der Geburtshilfe tätigen Menschen anregen kann, das eigene oder in der Abteilung übliche Vorgehen rund um die Sectio zu überdenken.« (Hebammenforum)

Mabuse-Verlag
Postfach 900647 b • 60446 Frankfurt am Main
Tel.: 069 - 70 79 96-16 • Fax: 069 - 70 41 52
info@mabuse-verlag.de • www.mabuse-verlag.de

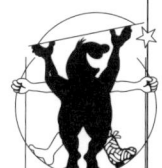

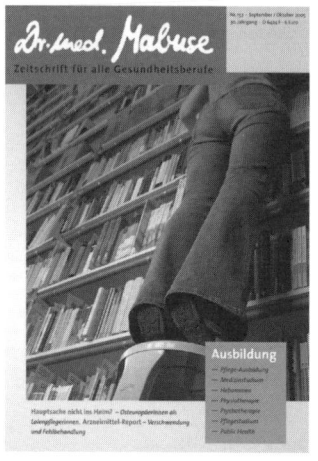

Dr. med. Mabuse
Zeitschrift für alle Gesundheitsberufe

Das kritische Magazin für alle Gesundheitsberufe!

Für alle, die ein soziales Gesundheitswesen wollen.

Unabhängig von Verbänden und Parteien.

Unsere Themen:
Gesundheits- und Sozialpolitik • Kranken- und Altenpflege
Frauen und Gesundheit • Medizinethik • Ausbildung / Studium
Ökologie • Alternativmedizin • Psychiatrie / Psychotherapie

Schwerpunktthemen der letzten Hefte:
Religion und Gesundheit (139) • Wohnen im Alter (141)
Gesundheit von Gesundheitsberuflern (142) • Sterben / Tod (143)
Armut und Gesundheit (144) • Kinder und Gesundheit (145)
Gesundheitsreform (146) • Trauma (147) • Schwangerschaft und
Geburt (148) • Gewalt im Gesundheitswesen (149)
Sexualität (150) • Kunst und Gesundheit (151) • Demenz (152)
Psychosomatik (153) • Qualität (154) • Alter (155) • Psychiatrie (156)
Ausbildung (157) • Streiks im Gesundheitswesen (158)
Frauen, Männer und Gesundheit (159) • Krebs (160)

Einzelheft 6 Euro; Jahresabo (6 Hefte) 36 Euro zzgl. Porto

Ein kostenloses Probeheft anfordern bei:

Dr. med. Mabuse
Postfach 900647 b
60446 Frankfurt am Main
Tel.: 069 - 70 79 96-16 • Fax: 069 - 70 41 52
info@mabuse-verlag.de • www.mabuse-verlag.de

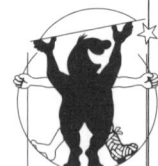